어깨 결림, 변비, 처진 피부, 부종, 우울…
내 몸의 피로는 내 손으로 푼다!

셀프
마사지

머리부터
발끝까지
편안하게!

사키타 미나 지음
야마구치 하지메 외 6인 감수

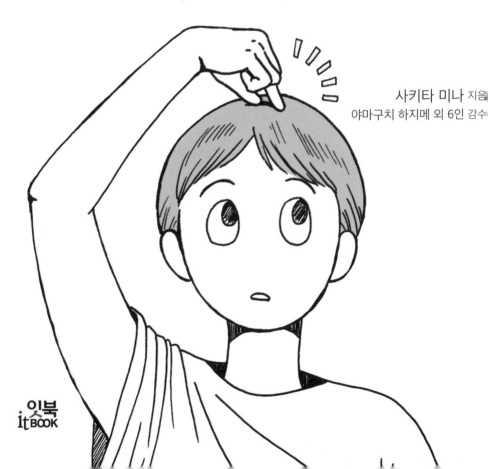

잇북
it BOOK

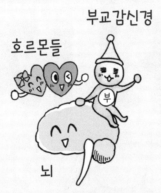

부교감신경

호르몬들

뇌

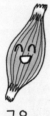

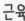

근육

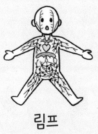

림프

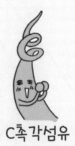

C촉각섬유

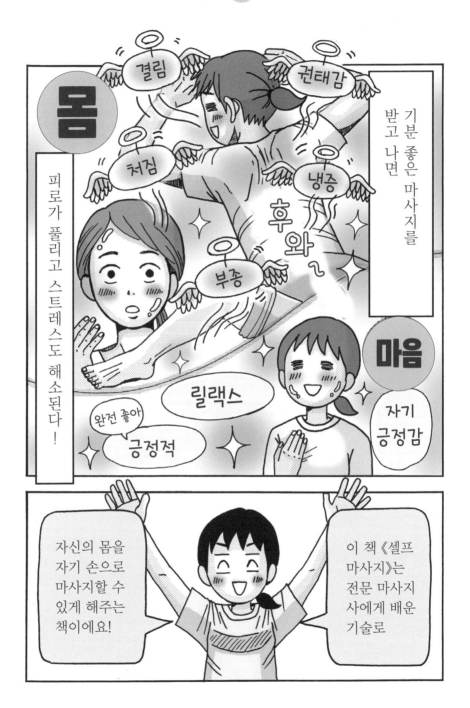

필자는 옛날부터 마사지 받는 것을 엄청 좋아했어요

다양한 종류의 마사지숍에 가거나 책을 사서 나와 가족에게 시험해보고 있지요.

림프마사지

리플렉솔로지와 지압

정체, 리플렉솔로지, 아로마 에스테틱 등등…

남편

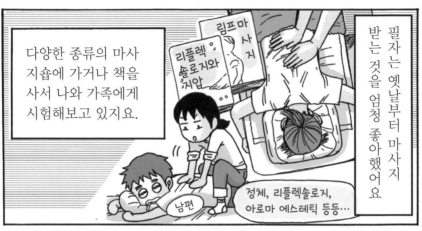

혼자서도 전문가처럼 마사지할 수 있으면 좋을 텐데.

그래서 다양한 손 기술을 가르쳐주는 전문가 일곱 명을 취재하여

배워온 마사지 기술을 수차례에 걸쳐 시험해보고 나서 엄선했습니다!

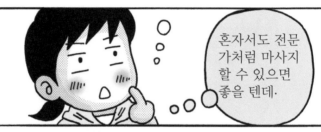

머리부터 발끝까지

만화로 배우는 마사지 기술!

기분 좋다!

효과 죽이네!!

셀프 마사지

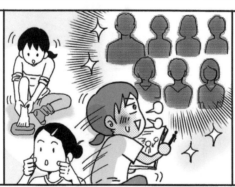

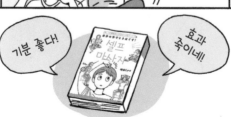

셀프 마사지도 종류나 수가 많다 !

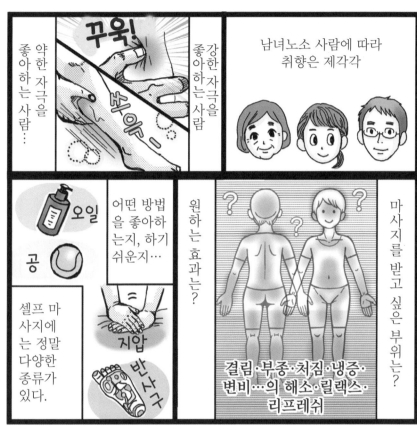

약한 자극을 좋아하는 사람…

꾸욱!

강한 자극을 좋아하는 사람

남녀노소 사람에 따라 취향은 제각각

오일

공

어떤 방법을 좋아하는지, 하기 쉬운지…

원하는 효과는?

지압

반사구

셀프 마사지에는 정말 다양한 종류가 있다.

마사지를 받고 싶은 부위는?

결림·부종·처짐·냉증·변비…의 해소·릴랙스·리프레쉬

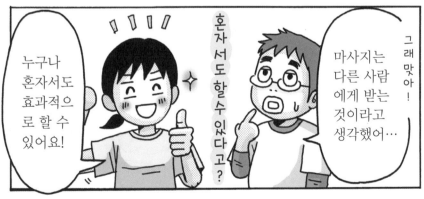

누구나 혼자서도 효과적으로 할 수 있어요!

혼자서도 할 수 있다고?

마사지는 다른 사람에게 받는 것이라고 생각했어…

그래 맞아!

자신의 몸을 알고 마사지하면 효과가 크다!

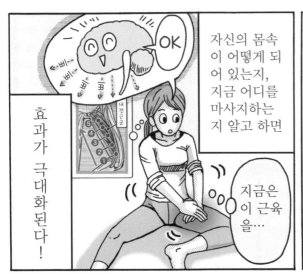

효과가 극대화된다!

자신의 몸속이 어떻게 되어 있는지, 지금 어디를 마사지하는지 알고 하면

지금은 이 근육을…

OK

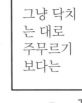

그냥 닥치는 대로 주무르기보다는

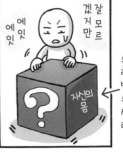

잘 모르겠지만 에잇 에잇

자신의 몸

?

블랙박스 상태

실천 페이지의 마사지 기술과 함께 읽고 마사지 시간을 더욱 충실하게!

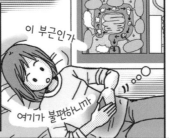

이 부근인가

여기가 불편하니까

"왜." "어디에 효과적인가." 그 메커니즘을 만화로 설명해 놓았다.

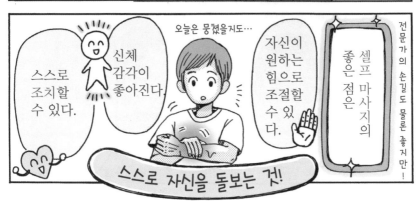

오늘은 뭉쳤을지도…

스스로 조치할 수 있다.

신체 감각이 좋아진다.

자신이 원하는 힘으로 조절할 수 있다.

셀프 마사지의 좋은 점은

전문가의 손길도 물론 좋지만!

스스로 자신을 돌보는 것!

'인체' 와 '마사지' 는 가능성이 무궁무진하다 !

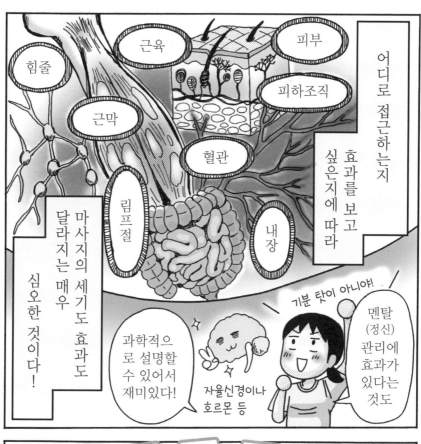

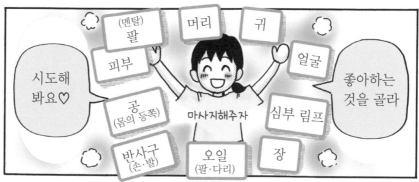

contents

자신의 손으로 마사지한다, 컨디션이 좋아진다!
셀프 마사지 부조 해소 MAP

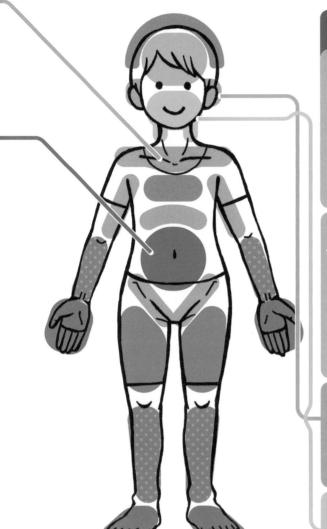

멘탈 케어

제1장 릴랙스 마사지 p14-21	제10장 터치 마사지 p138-148

진정, 릴랙스
자기 긍정감을 높인다
불면증 개선

제 2 장
근막이완요법 머리 마사지
p22-37

처진 얼굴을 끌어올린다
눈이 확 밝아진다
아름다운 머리카락
이 악물기, 목 결림,
눈의 피로 완화

제 3 장
귀 마사지
p38-41

두통, 현기증
이명, 목 결림 완화

제 4 장
지침持鍼(안법)
얼굴 마사지
p42-51

처진 얼굴을 끌어올린다
팔자주름을 옅게 한다
얼굴 부종 해소

12

제 5 장
심부 림프절 마사지
p52-69

얼굴, 위팔의 부종 해소
어깨 결림, 목 결림 완화
호흡 곤란의 해방
복부와 하반신의 부종,
냉증 해소

제 6 장
장 마사지
p70-83

변비 개선
복부 부종, 냉증 해소
위장의 활성화

제 7 장
테니스 공 근막이완요법
등 마사지
p84-95

등 결림, 어깨 결림 해소
요통 완화, 다리 냉증
넓적다리 부종 해소

제 8 장
오일 마사지
p96-115

다리의 피로 해소
다리의 부종, 냉증 완화
팔의 피로, 권태감 해소
손목, 발목의 피로 완화

제 9 장
발바닥과 손의 반사구
마사지
p116-137

변비, 스트레스 완화
전신의 컨디션 점검
내장의 부조
손, 발의 피로 완화

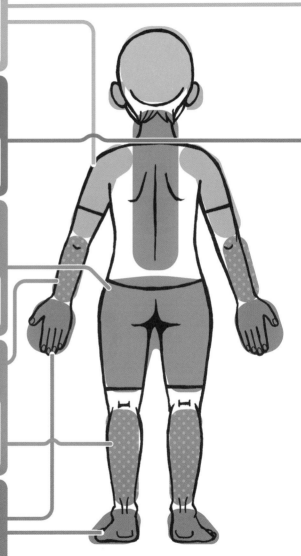

제 1 장

마음이 안정된다

릴랙스 신경의
팔 마사지

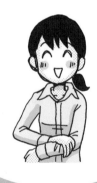

팔을 문지르는 것만으로도
마음이 안정되는 마사지의 비밀

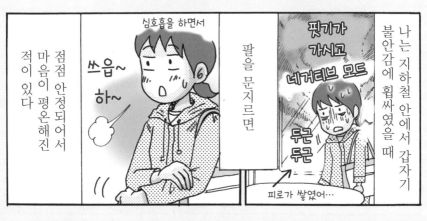

나는 지하철 안에서 갑자기 불안감에 휩싸였을 때

두근 두근

핏기가 가시고 네거티브 모드

피로가 쌓였어…

팔을 문지르르면

쓰읍~ 하~

심호흡을 하면서

점점 안정되어서 마음이 평온해진 적이 있다

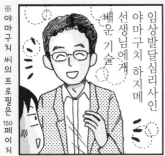

※야마구치 씨의 프로필은 150페이지

배운 기술로

선생님에게

임상발달심리사인 야마구치 하지메

이 팔 마사지가 릴랙스 효과를 발휘하기 위해서는 요령이 있다!

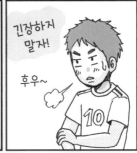

긴장하지 말자!

후우~

스포츠 시합이나 시험과 같이 긴장되는 일을 하기 전에도 권장

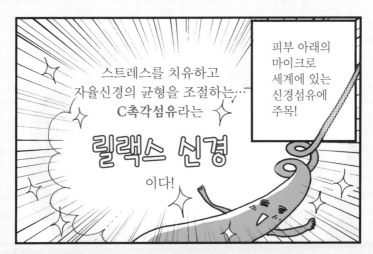

스트레스를 치유하고 자율신경의 균형을 조절하는… C촉각섬유라는

릴랙스 신경

이다!

피부 아래의 마이크로 세계에 있는 신경섬유에 주목!

INTRODUCTION

만지면 놀라운 일이 일어난다!
피부에서 뇌로 작용

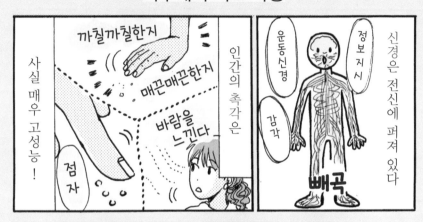

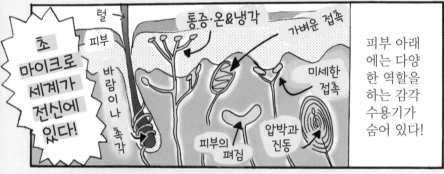

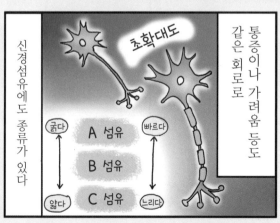

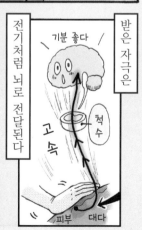

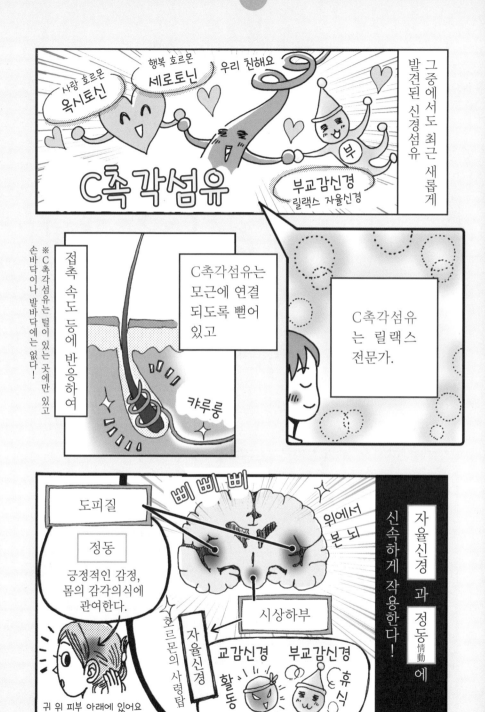

릴랙스·안정되고 싶을 때

C 촉각섬유를 자극한다
릴랙스 신경의 팔 마사지

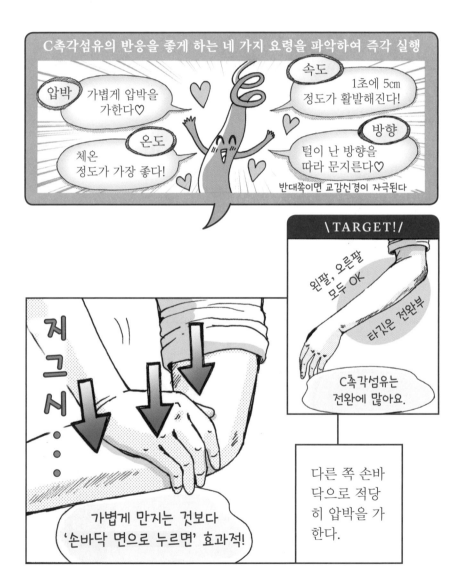

C촉각섬유의 반응을 좋게 하는 네 가지 요령을 파악하여 즉각 실행

압박
가볍게 압박을 가한다♡

속도
1초에 5cm 정도가 활발해진다!

온도
체온 정도가 가장 좋다!

방향
털이 난 방향을 따라 문지른다♡
반대쪽이면 교감신경이 자극된다

\TARGET!/

왼팔, 오른팔 모두 OK

타깃은 전완부

C촉각섬유는 전완에 많아요.

지그시…

가볍게 만지는 것보다 '손바닥 면으로 누르면' 효과적!

다른 쪽 손바닥으로 적당히 압박을 가한다.

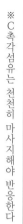

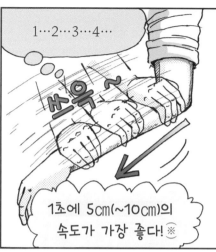

팔꿈치 앞에서 손목까지 천천히 4초 동안 문지른다.

손목에서 일단 손을 떼고 팔꿈치 앞에서 반복한다.

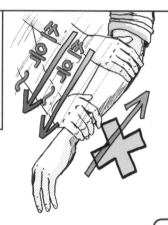

역방향으로 문지르지 않도록 주의한다.

한쪽 **2~5**분 정도

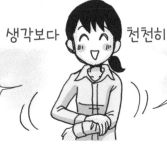

계속 문질러도 피로하지 않은 자세나 팔 쪽에서 마사지해요♡

생각보다

천천히

체온 정도의 온도가 좋으므로 손이 찬 사람은 옷 위에서 해도 된다!

본인 왈, 몸 속부터 따뜻해지면서 멋대로 나와버렸다고 한다.

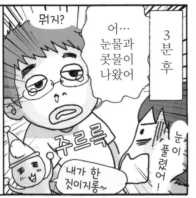

뭐지?

어… 눈물과 콧물이 나왔어

3분 후

수르륵

내가 한 짓이지롱~

눈이 풀렸어!

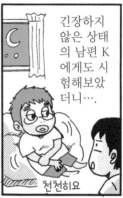

긴장하지 않은 상태의 남편 K에게도 시험해보았더니….

천천히요

감각에 의식을 보내는 것이 중요!

팔의 감각을 느끼는 것을 우선하는 것이 특색!

멍—

이걸로 릴랙스 하는 거야

마음의 준비보다도

뇌가 흥분해버린다!

간단히 문지르는 것만으로도 이처럼 몸과 마음에 변화가 생겨요.

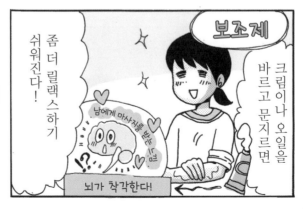

좀 더 릴랙스하기 쉬워진다!

보조제

크림이나 오일을 바르고 문지르면

남에게 마사지를 받는 느낌

뇌가 착각한다!

COLUMN
마사지 칼럼

피부는 '노출된 뇌'!?

　성인의 피부 면적은 남성이 평균 1.9㎡고 여성이 평균 1.6㎡ 라고 합니다. 피부 세포에는 온도나 습도, 압력 외에도 빛이나 소리를 감지하는 기능이 있기 때문에 '제3의 뇌'라고도 불리고 있습니다.

　피부의 촉각 자극을 느끼는 기관은 네 종류가 있고 오목하고 볼록하거나 끈적끈적함과 같은 질감, 차가움이나 뜨거움, 통증 등을 구별하는 기능이 있습니다. C촉각섬유에는 그러한 자극으로부터 쾌·불쾌, 안심감이나 불안감 등의 '정동'을 일으키는 기능 외에 자율신경의 균형을 조절하는 기능이 있습니다.

　그 외에도 자신의 '존재감'을 의식하거나 타인의 정동을 지각하여 '공감'의 감각을 일으키는 등 사회적인 감각에도 깊이 관여하는 것이 최근의 연구에서 밝혀졌습니다.

제 **2** 장

전신의 긴장을 완화시키고
리프트업!

근막이완요법으로
머리 마사지

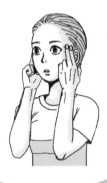

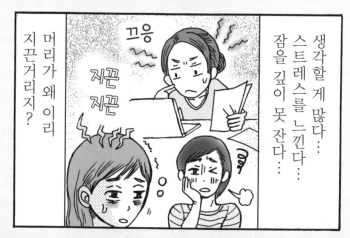

생각할 게 많다…
스트레스를 느낀다…
잠을 깊이 못 잔다…

끄응
지끈
지끈

머리가 왜 이리
지끈거리지?

해보자!

\CHECK!/

원래는 두피도 이마와 마찬가지로 잡을 수 있다… 딱딱하고 움직이지 않는 사람은 두피의 근육이 뭉친 것이다.

엄지와 검지로 두정부를 잡을 수 있다?

잡아도 아프면 두피 근육이 뭉쳤다는 신호.

잡을 수 없어

이얍

주먹으로 눌렀을 때 아픈 것은 뭉쳤다는 신호. 반대로 두피의 장력이 없고 물렁물렁한 것은 부었다는 신호다.

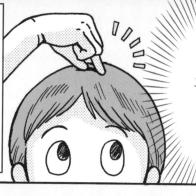

정체원에서 헤드스파를 받은 필자

혈색도 좋고 인상도 부드러워지고…

눈이 밝아졌어

그럴 때는 머리 마사지를 ♡

분발을 촉구하고 얼굴을 끌어올리는 효과도 있다!

23

두피를 마사지하면 전신의 긴장과 처짐을 해소할 수 있다!

머리카락을 제거하면 두피는 피부와 근막으로 전신과 연결된 것을 쉽게 알 수 있다.

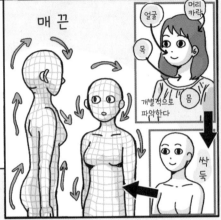

매끈

얼굴

목

머리카락

개별적으로 파악하다

몸

싹둑

단면도

심층

팽팽

뼈곡

피부

표피

진피

피하조직

근육

뼈

표층

근막확대도

※부위에 따라 모양이 다르다

팩에 들어 있는 닭고기의 얇은 껍질 부분과 비슷하다.

왼쪽 그림과 같이 근막은 피부와 근육뿐만 아니라 근육과 근육도 연결한다.

근막 유착을 막고 근육에 탄력을 되살려주는 심부까지 마사지할 수 있으므로 개선할 수 있다!

근막에 연동하여 얼굴 처짐이나 부종으로 연결된다

랭랭

랭랭

골격도 혈액 순환도 개선!

머리나 등의 근육이 뭉쳐 있으면

휴~

팽~팽

근막도 팽팽하게 땅긴다.

이쪽은 처진다

팽~팽

골격도 당겨진다

24

뭉치기 쉬운 머리 근육과 원인은?

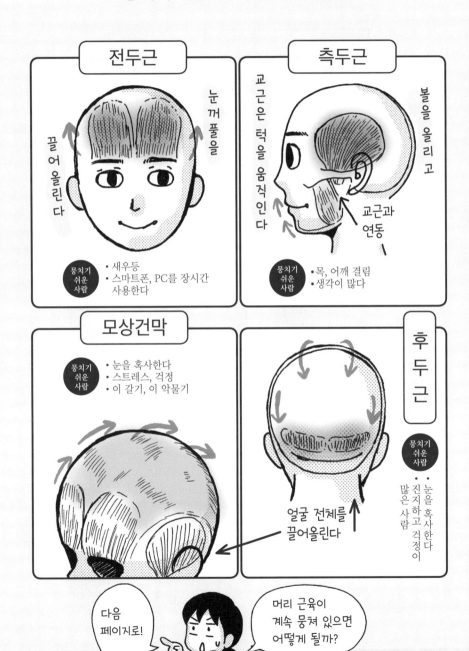

전두근

눈꺼풀을

끌어 올린다

뭉치기 쉬운 사람
- 새우등
- 스마트폰, PC를 장시간 사용한다

측두근

교근은 턱을 움직인다

볼을 올리고

교근과 연동

뭉치기 쉬운 사람
- 목, 어깨 결림
- 생각이 많다

모상건막

뭉치기 쉬운 사람
- 눈을 혹사한다
- 스트레스, 걱정
- 이 갈기, 이 악물기

얼굴 전체를 끌어올린다

후두근

뭉치기 쉬운 사람
- 눈을 혹사한다
- 진지하고 걱정이 많은 사람

다음 페이지로!

머리 근육이 계속 뭉쳐 있으면 어떻게 될까?

머리 근육과 근막이 딱딱해지면…

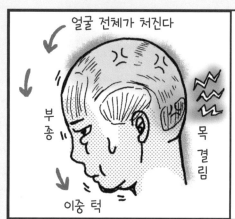

얼굴 전체가 처진다

부종

목 결림

이중 턱

후두근과 모상근막이 딱딱해지면 얼굴 처짐이나 부종·목 결림이 온다.

전두근이 딱딱해지면 눈꺼풀이 처지고 측두근이 딱딱해지면 입아귀가 내려가고 팔자주름의 원인이 된다.

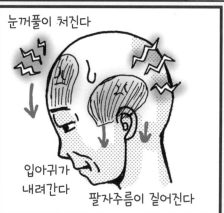

눈꺼풀이 처진다

입아귀가 내려간다

팔자주름이 짙어진다

뭉치기 쉬운 네 근육은 얼굴을 끌어올리는 근육이다!

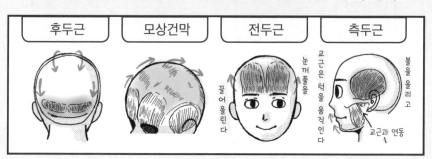

후두근	모상건막	전두근	측두근

끌어올린다

눈꺼풀을

교근은 턱을 움직인다

볼을 올리고

교근과 연동

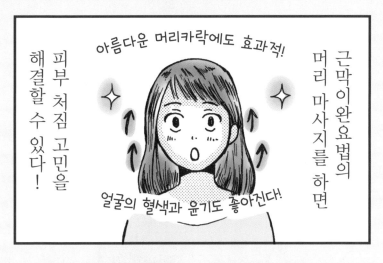

근막이완요법의 머리 마사지를 하면

아름다운 머리카락에도 효과적!

피부 처짐 고민을 해결할 수 있다!

얼굴의 혈색과 윤기도 좋아진다!

근막이완요법의 머리 마사지는 손가락이나 손의 평평한 면을 머리에 수직으로 대고 뼈를 느끼면서

꾸욱 머리

찔끔

찔끔

자근자근

뼈에 붙은 근육을 벗겨내듯이 미세하게 1, 2㎜씩 움직이면

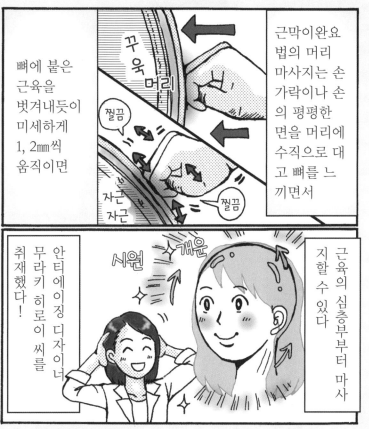

근육의 심층부부터 마사지할 수 있다

시원

개운

안티에이징 디자이너 무라키 히로이 씨를 취재했다!

※ 무라키 씨의 프로필은 150페이지

처짐·팔자주름·스트레스·불면을 개선

머리 전체 마사지

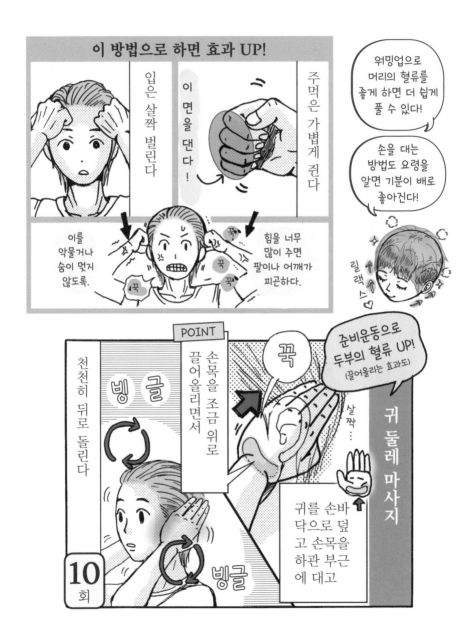

01

측두근 마사지

입아귀 처짐, 팔자주름을 해소

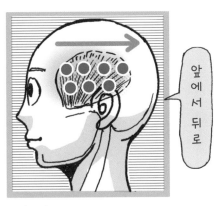

관자놀이에서 귀 뒤까지

앞에서 뒤로

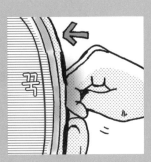

꾹

가볍게 주먹을 쥐고 ● 부분에 주먹 면을 수직으로 댄다.

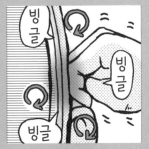

빙글 빙글

뼈를 느끼면서 1, 2㎜ 정도의 작은 원을 그린다.

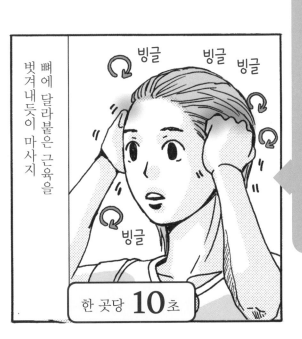

빙글 빙글 빙글 빙글

뼈에 달라붙은 근육을 벗겨내듯이 마사지

한 곳당 **10**초

02
전두근 마사지
눈을 말똥말똥하게 한다

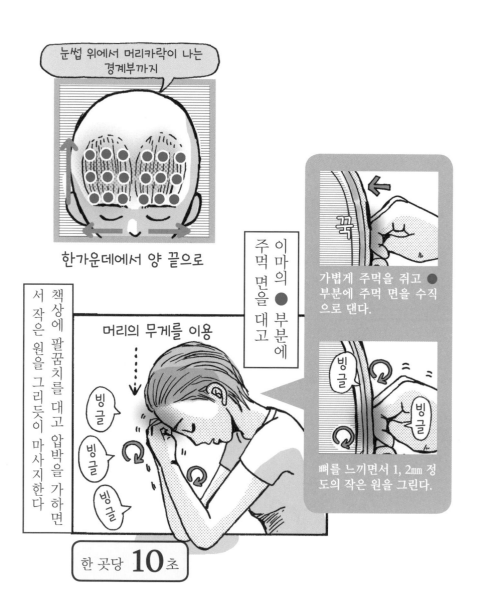

눈썹 위에서 머리카락이 나는 경계부까지

한가운데에서 양 끝으로

이마의 ● 부분에 주먹 면을 대고

가볍게 주먹을 쥐고 ● 부분에 주먹 면을 수직으로 댄다.

뼈를 느끼면서 1, 2㎜ 정도의 작은 원을 그린다.

머리의 무게를 이용

책상에 팔꿈치를 대고 압박을 가하면서 작은 원을 그리듯이 마사지한다

한 곳당 **10**초

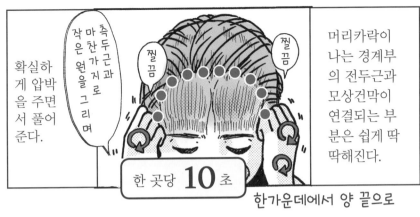

03

모상건막 마사지

이마의 주름, 얼굴 처짐을 해소

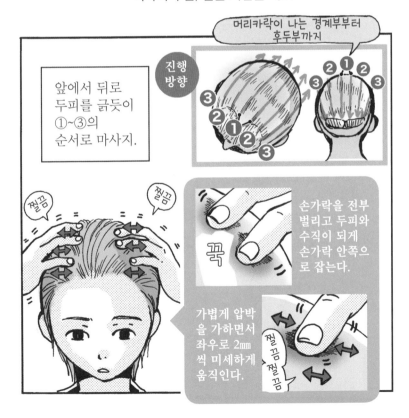

04

후두근 마사지

얼굴 전체를 끌어올린다

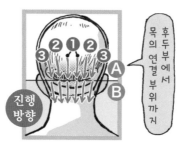

후두부에서 목의 연결 부위까지

진행 방향

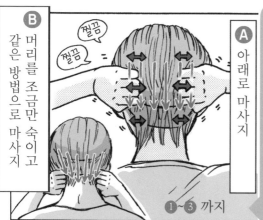

A
아래로 마사지

찔끔
찔끔

①~③ 까지

B
머리를 조금만 숙이고 같은 방법으로 마사지

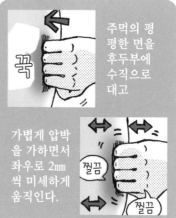

주먹의 평평한 면을 후두부에 수직으로 대고

꾹

가볍게 압박을 가하면서 좌우로 2㎜씩 미세하게 움직인다.

찔끔
찔끔

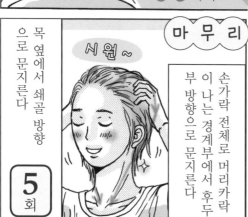

마무리

시원~

손가락 전체로 머리카락이 나는 경계부에서 후두부 방향으로 문지른다

목 옆에서 쇄골 방향으로 문지른다

5회

좀 더 끌어올린다! '측두근 마사지'

\ 더 /

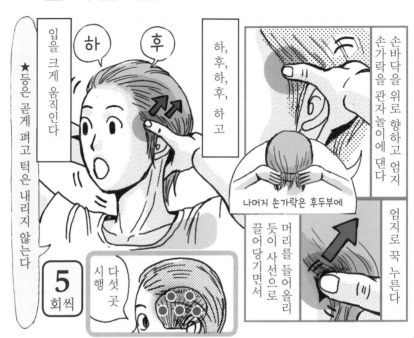

★등은 곧게 펴고 턱은 내리지 않는다

입을 크게 움직인다

하

후

하, 후, 하, 후, 하 고

손바닥을 위로 향하고 엄지 손가락을 관자놀이에 댄다

나머지 손가락은 후두부에

엄지로 꾹 누른다

머리를 들어 올리듯이 사선으로 끌어당기면서

5 회씩

다섯 곳 시행

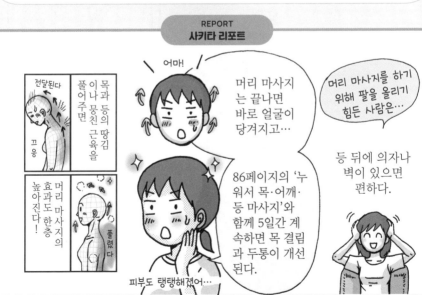

전달된다

끄응

목과 등의 땅김 이나 뭉친 근육을 풀어주면

머리 마사지의 효과도 한층 높아진다!

풀렸다

어마!

머리 마사지 는 끝나면 바로 얼굴이 당겨지고…

86페이지의 '누워서 목·어깨·등 마사지'와 함께 5일간 계속하면 목 결림과 두통이 개선된다.

피부도 탱탱해졌어…

머리 마사지를 하기 위해 팔을 올리기 힘든 사람은…

등 뒤에 의자나 벽이 있으면 편하다.

PRACTICE

피곤한 눈·건조한 눈·처진 눈, 침침함에

눈둘레근 마사지

눈둘레근은 눈꺼풀을 닫아 눈동자를 보호하는 기능을 한다.

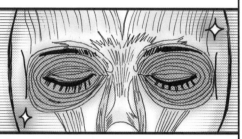

※눈둘레근을 포함한 표정근을 피근皮筋이라 하고 매우 얇은 근육이다

머리 마사지와 함께 눈 주위도 마사지하면 피곤한 눈이나 처진 눈도 개선된다.

피곤한 눈, 침침한 눈, 건조한 눈의 원인이 된다. 혈류가 나쁘고 탄력성이 떨어지는 근육의 경직은 눈 주변의 처짐이나 주름, 다크서클의 원인이 되기도…!

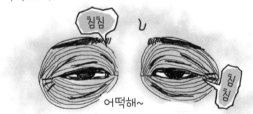

침침

침침

어떡해~

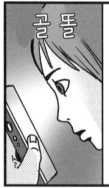

골똘

세밀한 작업에 집중하면 깜빡이는 횟수가 줄어들어서

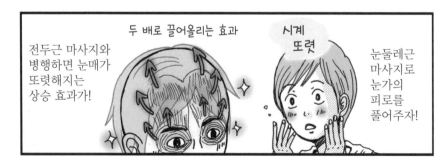

두 배로 끌어올리는 효과

전두근 마사지와 병행하면 눈매가 또렷해지는 상승 효과가!

시계 또렷

눈둘레근 마사지로 눈가의 피로를 풀어주자!

34

01
눈초리 눈둘레근 마사지

> 눈초리의 주름과 눈 속 근육에도 접근!

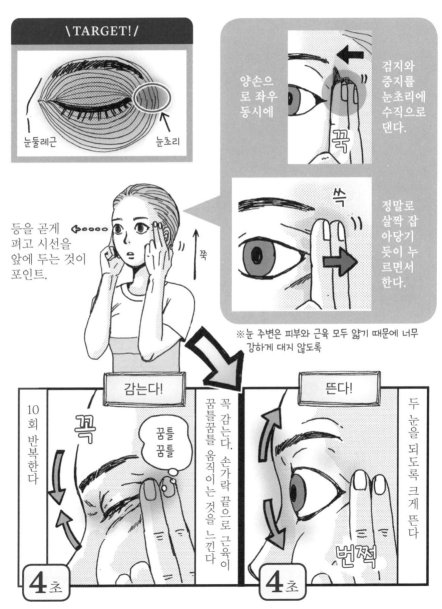

\TARGET!/

눈둘레근　눈초리

양손으로 좌우 동시에

검지와 중지를 눈초리에 수직으로 댄다.

꾹

쏙

정말로 살짝 잡아당기듯이 누르면서 한다.

등을 곧게 펴고 시선을 앞에 두는 것이 포인트.

꾹

※눈 주변은 피부와 근육 모두 얇기 때문에 너무 강하게 대지 않도록

감는다!

뜬다!

10회 반복한다

꾹

꾹 감는다. 손가락 끝으로 근육이 꿈틀꿈틀 움직이는 것을 느낀다

꿈틀 꿈틀

두 눈을 되도록 크게 뜬다

번쩍

4초

4초

처진 눈은 또렷하게!
피곤한 눈은 시원하게!
미간의 주름 대책

02
눈둘레근 전체 마사지

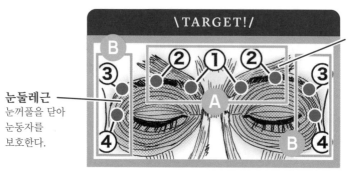

\TARGET!/

추미근
미간에 주름을
만들 때 기능한다.

눈둘레근
눈꺼풀을 닫아
눈동자를
보호한다.

눈둘레근을 만진다고 생각해보자

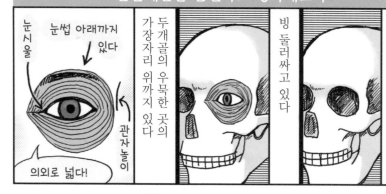

눈시울

눈썹 아래까지
있다

관자놀이

의외로 넓다!

가장자리 위까지 있다
두개골의 우묵한 곳의

빙 둘러싸고 있다

우묵한 곳(안와)을
두개골의 눈동자가 들어가는

책상에
팔꿈치를
올리고
머리의
무게를
이용해
압박을
가하는
자연스러운
호흡으로
마사지한다.

천천히~

기본 자세

양손으로 좌우 모두 누른다

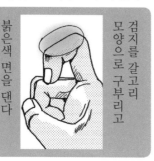

검지를 갈고리
모양으로 구부리고

붉은색 면을 댄다

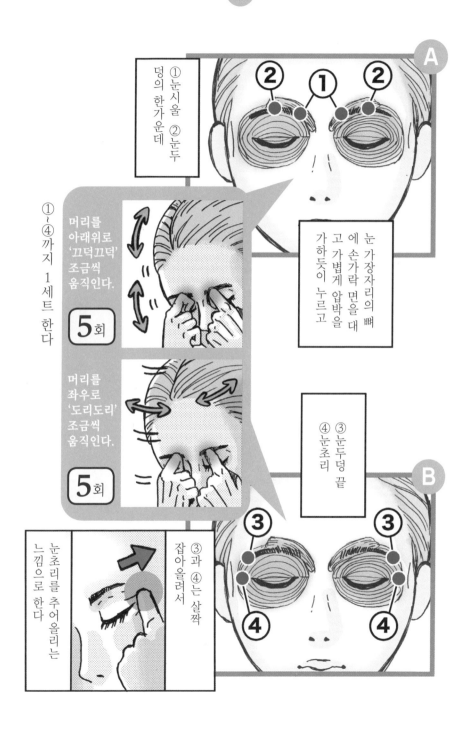

A

① 눈시울 ② 눈두덩의 한가운데

눈 가장자리의 뼈에 손가락 면을 대고 가볍게 압박을 가하듯이 누르고

①~④까지 1세트 한다

머리를 아래위로 '끄덕끄덕' 조금씩 움직인다.

5회

머리를 좌우로 '도리도리' 조금씩 움직인다.

5회

③과 ④는 살짝 잡아 올려서

눈초리를 추어올리는 느낌으로 한다

③ 눈두덩 끝 ④ 눈초리

B

제 3 장

두통, 현기증, 목 결림에

스트레스를 풀어주는
귀 마사지

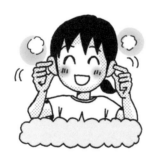

모세혈관이 많아서 쉽게 따뜻해지고 쉽게 차가워지는 부위.

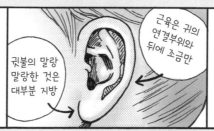

귓볼의 말랑말랑한 것은 대부분 지방

근육은 귀의 연결부위와 뒤에 조금만

귀는 주로 연골과 피부로 이루어져 있고 피하조직도 얇다.

※밖에 나와 있는 부분을 '귓바퀴'라고 부른다.

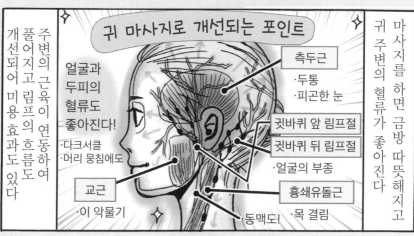

귀 마사지로 개선되는 포인트

귀 마사지를 하면 금방 따뜻해지고 귀 주변의 혈류가 좋아진다

주변의 근육이 연동하여 풀어지고 림프의 흐름도 개선되어 미용효과도 있다

얼굴과 두피의 혈류도 좋아진다!
·다크서클
·머리 뭉침에도

측두근
·두통
·피곤한 눈

귓바퀴 앞 림프절

귓바퀴 뒤 림프절
·얼굴의 부종

교근
·이 악물기

흉쇄유돌근
·목 결림

동맥도!

스트레스에 의한 두부의 긴장을 풀어주는 귀 마사지랍니다!

소개합니다

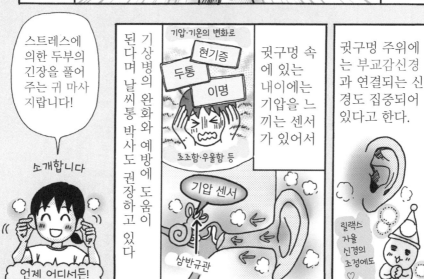

언제 어디서든!

기상병의 완화와 예방에 도움이 된다며 날씨통 박사도 권장하고 있다

기압·기온의 변화로

현기증

두통

이명

초조함·우울함 등

기압 센서

삼반규관

귓구멍 속에 있는 내이에는 기압을 느끼는 센서가 있어서

귓구멍 주위에는 부교감신경과 연결되는 신경도 집중되어 있다고 한다.

릴랙스 자율신경의 조정에도 ♡

※참고문헌《'비오는 날, 왠지 컨디션이 나쁘다'가 말끔히 사라지는 '비 선생'의 책》(사토 슌 저)

두통·목 결림·피곤한 눈·현기증·이명의 완화

스트레스를 완화하는 귀 마사지

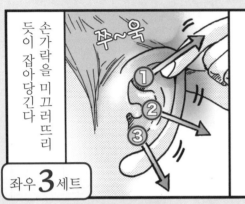

귀를 검지와 엄지로 잡고 ①②③의 자리에서 각각 바깥쪽을 향해

손가락을 미끄러뜨리듯이 잡아당긴다

쪼~욱

좌우 **3** 세트

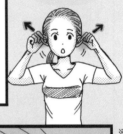

적당한 힘 조절과 자연스러운 호흡으로 마사지하자!

귀를 위아래로 집듯이 접는다

꼬~옥

좌우 **10** 초

귀를 앞으로 덮듯이 접는다

꼬~욱

좌우 **10** 초

※처음에는 아파도 계속하면 부드러워진다. 아플 때는 무리하지 않는다.

귀의 윗부분이나 아래의 귓불을 잡고 앞과 뒤쪽으로 비튼다

꾸짓

좌우 **3** 초씩

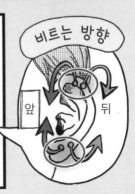

비트는 방향

앞　뒤

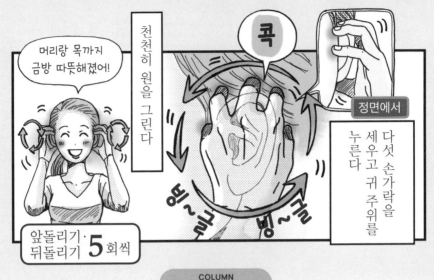

머리랑 목까지 금방 따뜻해졌어!

천천히 원을 그린다

콕

빙~글 빙~글

정면에서

다섯 손가락을 세우고 귀 주위를 누른다

앞돌리기·뒤돌리기 **5**회씩

COLUMN
마사지 칼럼

잠이 오지 않을 때의 '귀 혈자리 마사지'

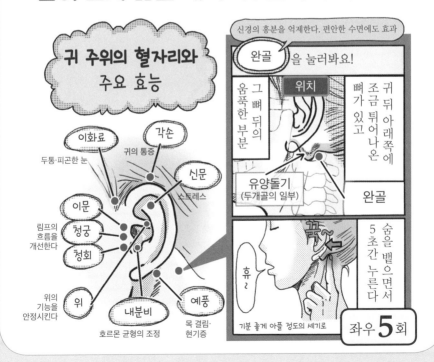

귀 주위의 혈자리와 주요 효능

신경의 흥분을 억제한다. 편안한 수면에도 효과

완골 을 눌러봐요!

위치

그 뼈 뒤의 움푹한 부분

귀 뒤 아래쪽에 조금 튀어나온 뼈가 있고

유양돌기 (두개골의 일부)

완골

이화료
두통·피곤한 눈

각손
귀의 통증

신문
스트레스

이문

청궁

청회
림프의 흐름을 개선한다

위
위의 기능을 안정시킨다

내분비
호르몬 균형의 조정

예풍
목 결림·현기증

휴~

숨을 뱉으면서 5초간 누른다

기분 좋게 아플 정도의 세기로

좌우 **5**회

제 **4** 장

팔자주름, 이중턱, 안정 피로에

지침으로
얼굴 마사지

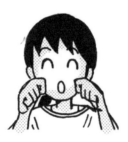

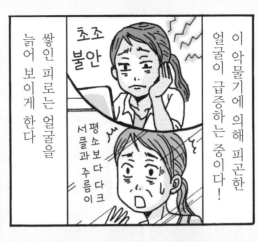

이 악물기에 의해 피곤한 얼굴이 급증하는 중이다!

쌓인 피로는 얼굴을 늙어 보이게 한다

평소보다 다크서클과 주름이

초조 불안

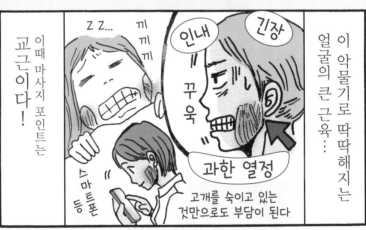

이 악물기로 딱딱해지는 얼굴의 큰 근육…

이때 마사지 포인트는 고근육이다!

Z Z...

끼끼끼

인내 =꾸욱=

긴장

과한 열정

고개를 숙이고 있는 것만으로도 부담이 된다

스마트폰 등

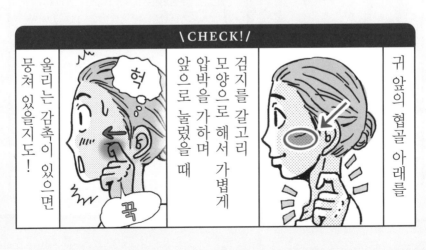

귀 앞의 협골 아래를

검지를 갈고리 모양으로 해서 가볍게 압박을 가하며 앞으로 눌렀을 때

울리는 감촉이 있으면 뭉쳐 있을지도!

헉

꾹

INTRODUCTION

누르기만 해도 당겨지는 표정근이란?

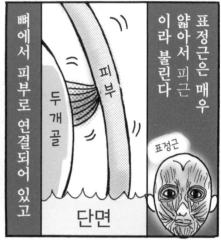

표정근은 매우 얇아서 피근이라 불린다

뼈에서 피부로 연결되어 있고

두개골

피부

단면

표정근

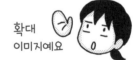

확대 이미지예요

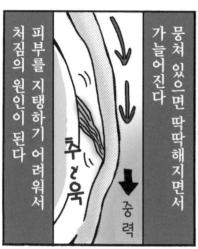

피부를 지탱하기 어려워서 처짐의 원인이 된다

뭉쳐 있으면 딱딱해지면서 가늘어진다

중력

추~욱

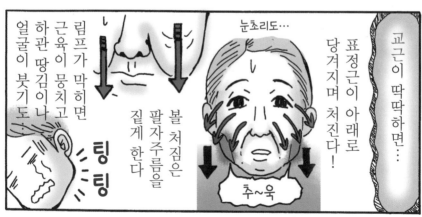

교근이 딱딱하면…

눈초리도…

표정근이 아래로 당겨지며 처진다!

추~욱

볼 처짐은 팔자주름을 짙게 한다

림프가 막히면 근육이 뭉치고 하관 땅김이나 얼굴이 붓기도

팅팅

※'교근'은 피부가 아니고 비교적 두툼한 골격근.

44

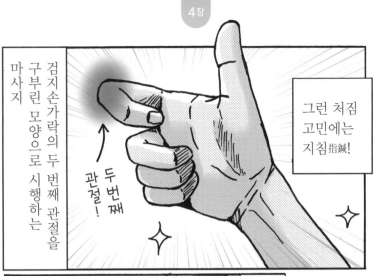

그런 처짐
고민에는
지침指鍼!

검지손가락의 두 번째 관절을
구부린 모양으로 시행하는
마사지

두 번째
관절!

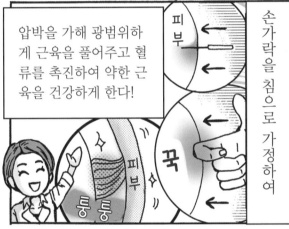

압박을 가해 광범위하
게 근육을 풀어주고 혈
류를 촉진하여 약한 근
육을 건강하게 한다!

손가락을 침으로 가정하여

피부

피부

꾹

퉁퉁

※ 지침을 개발한 미쓰모토 씨의 프로필은 150페이지

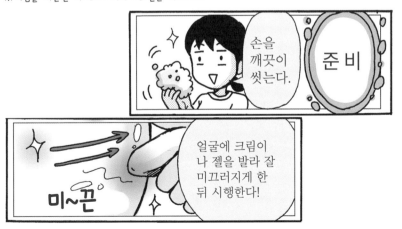

손을
깨끗이
씻는다.

준비

얼굴에 크림이
나 젤을 발라 잘
미끄러지게 한
뒤 시행한다!

미~끈

팔자주름·부종·이중턱·목 결림의 개선

얼굴의 'R근' 마사지

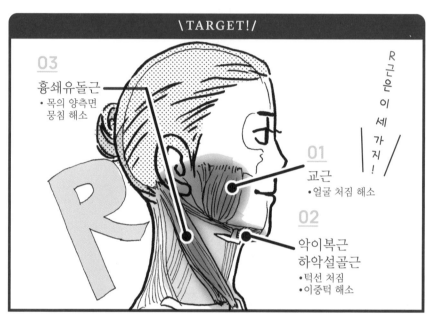

\TARGET!/

R근은 이 세 가지!

03
흉쇄유돌근
• 목의 양측면
  뭉침 해소

01
교근
• 얼굴 처짐 해소

02
악이복근
하악설골근
• 턱선 처짐
• 이중턱 해소

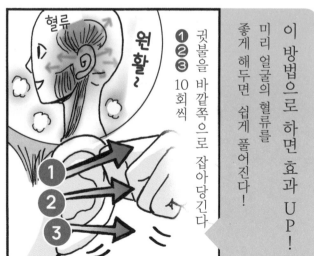

혈류

원활~

귓불을 바깥쪽으로 잡아당긴다

①②③
10회씩

이 방법으로 하면 효과 UP!

미리 얼굴의 혈류를 좋게 해두면 쉽게 풀어진다!

NG!
얼굴을 만질 때는 너무 강한 자극을 주는 것은 피한다.

01
교근 마사지

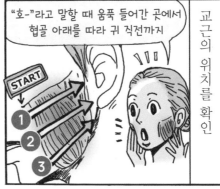

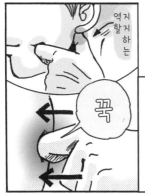

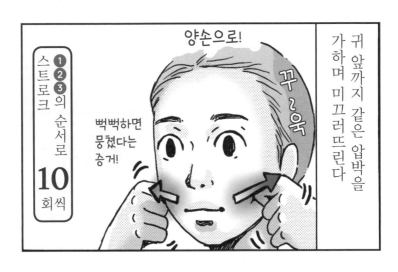

02
하악설골근 마사지

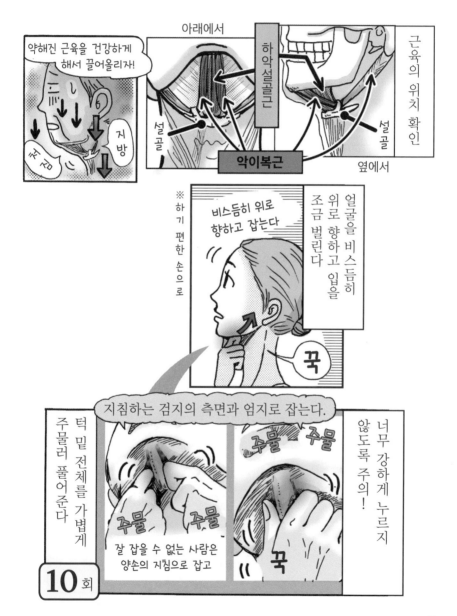

03
흉쇄유돌근 마사지

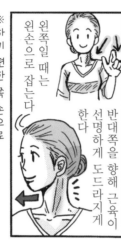

※하기 편한 쪽 손으로

왼쪽일 때는 왼손으로 잡는다

반대쪽을 향해 근육이 선명하게 도드라지게 한다

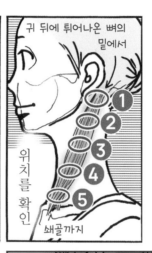

귀 뒤에 튀어나온 뼈의 밑에서

위치를 확인

1
2
3
4
5

쇄골까지

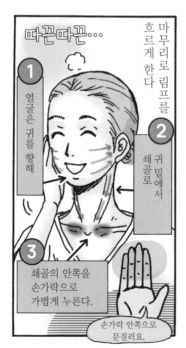

마무리로 림프를 흐르게 한다

따끈따끈…

1 얼굴은 귀를 향해

2 귀 밑에서 쇄골로

3 쇄골의 안쪽을 손가락으로 가볍게 누른다.

손가락 안쪽으로 문질러요.

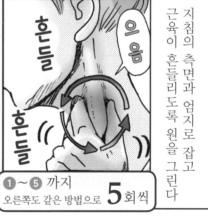

지침의 측면과 엄지로 근육이 흔들리도록 원을 그린다

으음

흔들

흔들

흔들

①~⑤ 까지
오른쪽도 같은 방법으로 **5**회씩

※목을 잡을 때의 주의점
흉쇄유돌근 근처에는 경동맥이 있으니
너무 세게 잡지 않는다.

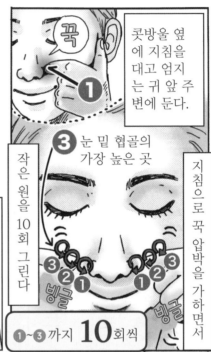

팔자주름을 옅게·피곤한 눈도 맑게

콧방울 옆 마사지

콧방울 옆에 지침을 대고 엄지는 귀 앞 주변에 둔다.

꾹

1

콧방울 옆에서 가로 방향으로 압박을 가하면서 끌어올린다.

3 눈 밑 협골의 가장 높은 곳

작은 원을 10회 그린다

지침으로 꾹 압박을 가하면서

빙글

③②① ①②③

빙글

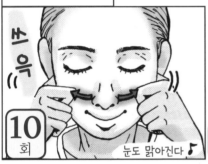

쓰윽

10회

눈도 맑아진다 ♪

①~③ 까지 **10**회씩

마사지 칼럼

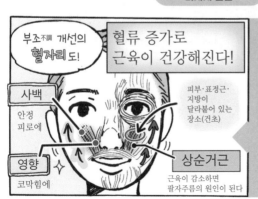

부조不調 개선의 **혈자리**도!

혈류 증가로 근육이 건강해진다!

사백

안정 피로에

영향

코막힘에

피부·표정근·지방이 달라붙어 있는 장소(건초)

상순거근

근육이 감소하면 팔자주름의 원인이 된다

볼이 올라가면 처짐에 의한 팔자주름이 옅어진다!

안정 피로, 코막힘에 '얼굴 혈자리 마사지'

50

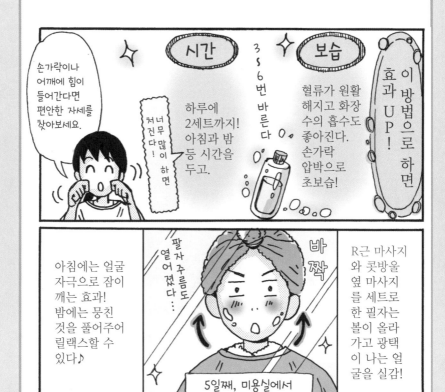

시간

보습

3~6번 바른다

이 방법으로 하면 효과 UP!

손가락이나 어깨에 힘이 들어간다면 편안한 자세를 찾아보세요.

너 진짜 무지 많이 하면

하루에 2세트까지! 아침과 밤 등 시간을 두고.

혈류가 원활해지고 화장수의 흡수도 좋아진다. 손가락 압박으로 초보습!

아침에는 얼굴 자극으로 잠이 깨는 효과! 밤에는 뭉친 것을 풀어주어 릴랙스할 수 있다♪

팔자 주름도 열어졌다…

바짝

5일째, 미용실에서

R근 마사지와 콧방울 옆 마사지를 세트로 한 필자는 볼이 올라가고 광택이 나는 얼굴을 실감!

※아침과 밤에 화장수를 6번 발랐다!

제 **5** 장

어깨 결림, 불룩한 배, 부종에

목, 어깨, 배의
심부 림프절
마사지

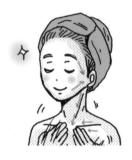

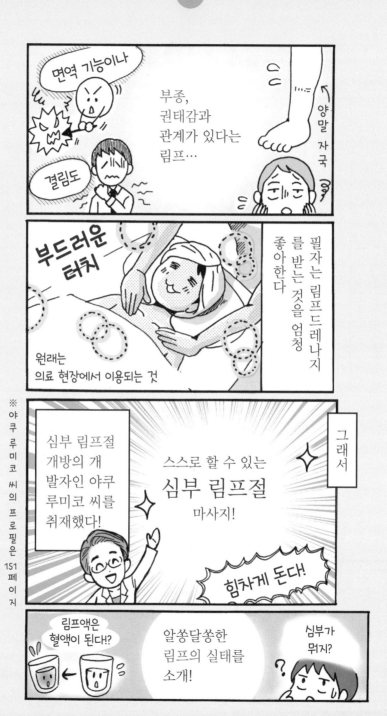

심부 림프절과 전신을 도는 림프의 기능

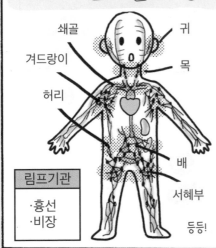

주요 림프절의 장소

- 쇄골
- 겨드랑이
- 허리
- 귀
- 목
- 배
- 서혜부
- 등등!

림프기관
- ·흉선
- ·비장

전신을 도는 림프의 흐름을 원활하게 하기 위해서 심부 림프절 마사지는 림프의 관문이라 할 수 있는 림프절에 접근한다.

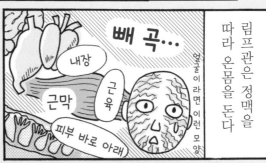

빼 곡…

내장

근막

근육

얼굴이라면 이런 모양

피부 바로 아래

림프관은 정맥을 따라 온몸을 돈다

(척수·골수 외!)

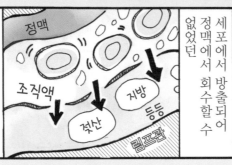

정맥

조직액

저산

지방

등등

림프관

노폐물이나 지방을 림프관이 회수

세포에서 방출되어 정맥에서 회수할 수 없었던

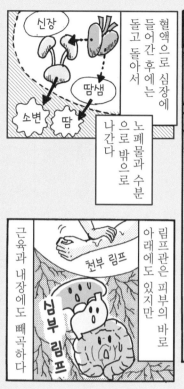

신장

땀샘

소변 땀

혈액으로 심장에 들어간 후에는 돌고 돌아서

노폐물과 수분으로 밖으로 나간다

림프관은 피부의 바로 아래에도 있지만

근육과 내장에도 빼곡하다

천부 림프

심부 림프

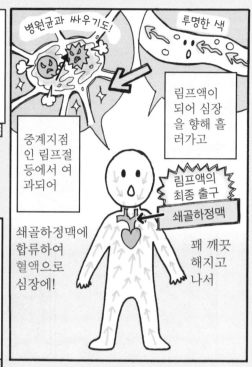

병원균과 싸우기도!

투명한 색

림프액이 되어 심장을 향해 흘러가고

중계지점인 림프절 등에서 여과되어

쇄골하정맥에 합류하여 혈액으로 심장에!

림프액의 최종 출구

쇄골하정맥

꽤 깨끗해지고 나서

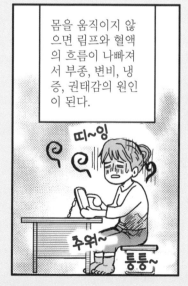

몸을 움직이지 않으면 림프와 혈액의 흐름이 나빠져서 부종, 변비, 냉증, 권태감의 원인이 된다.

띠~잉

추워~

통통~

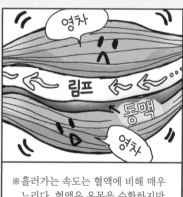

영차

림프

동맥

영차

림프액은 근육의 움직이는 힘(근펌프)과 동맥의 박동에 의해 흘러간다

※흘러가는 속도는 혈액에 비해 매우 느리다. 혈액은 온몸을 순환하지만, 림프액은 몸의 각 부위에서 심장 방향으로 일방통행으로만 흘러간다.

심부 림프절의
주위를 마사지하면 부종이 잡힌다

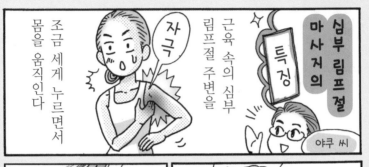

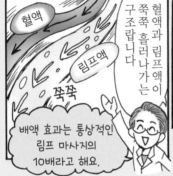

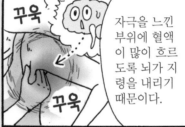

※침·뜸의 침해자극론에 근거한다.

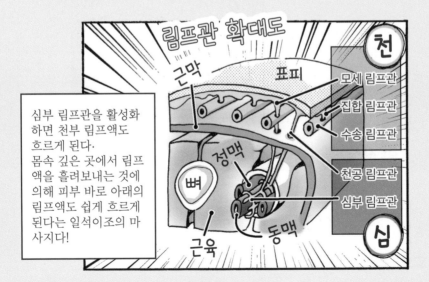

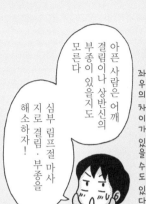

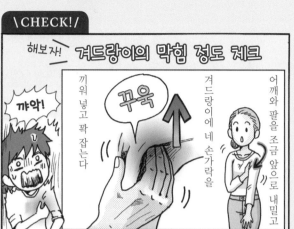

해보자! **겨드랑이의 막힘 정도 체크**

꺄악!

끼워 넣고 꽉 잡는다

꾸욱

겨드랑이에 네 손가락을

어깨와 팔을 조금 앞으로 내밀고

아픈 것은 노폐물이 쌓였다는 사인!

좌우의 차이가 있을 수도 있다!

아픈 사람은 어깨 결림이나 상반신의 부종이 있을지도 모른다

심부 림프절 마사지로 결림·부종을 해소하자!

심부 림프절 마사지에 앞서

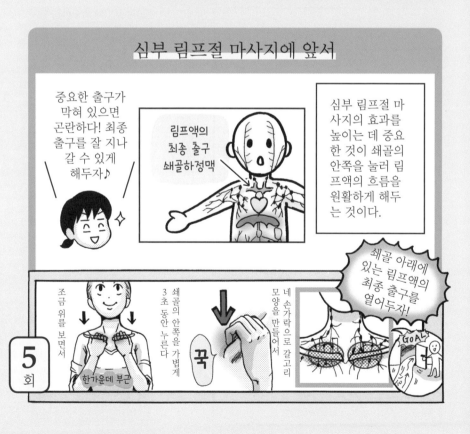

중요한 출구가 막혀 있으면 곤란하다! 최종 출구를 잘 지나 갈 수 있게 해두자♪

림프액의 최종 출구 쇄골하정맥

심부 림프절 마사지의 효과를 높이는 데 중요한 것이 쇄골의 안쪽을 눌러 림프액의 흐름을 원활하게 해두는 것이다.

쇄골 아래에 있는 림프액의 최종 출구를 열어두자!

5
회

조금 위를 보면서

쇄골의 안쪽을 가볍게 3초 동안 누른다

네 손가락으로 갈고리 모양을 만들어서

꾹

한가운데 부근

GOAL!

목 결림 · 얼굴의 부종을 해소

목 주위의 심부 림프절 마사지

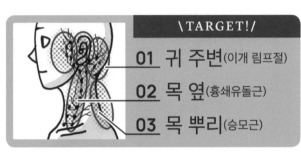

\ TARGET! /

01 귀 주변(이개 림프절)

02 목 옆(흉쇄유돌근)

03 목 뿌리(승모근)

01 귀 주변 · 얼굴의 뭉침을 해소

· 자세한 방법은 5쉬페이지에

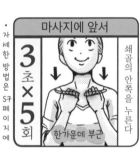

마사지에 앞서

쇄골의 안쪽을 누른다

3초×5회

한가운데 부근

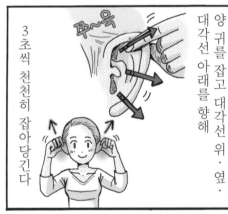

양 귀를 잡고 대각선 위 · 옆 · 대각선 아래를 향해

쭈~욱

3초씩 천천히 잡아 당긴다

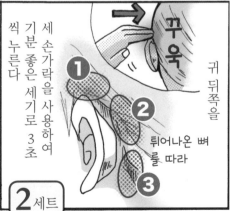

귀 뒤쪽을

튀어나온 뼈를 따라

꾸욱

세 손가락을 사용하여 기분 좋은 세기로 3초씩 누른다

2세트

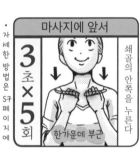

NG! 이런 사람은 피한다!

순환기계 등의 질환, 통증이 있는 사람, 열이나 염증이 있는 사람, 건강이 염려되는 사람은 피한다

03
목 뿌리·
목의 결림을 해소

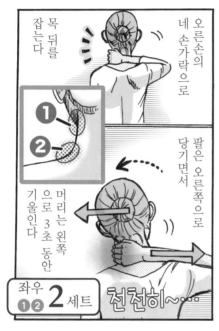

네 손가락으로

오른손의

목 뒤를 잡는다

팔은 오른쪽으로 당기면서

머리는 왼쪽으로 3초 동안 기울인다

좌우
❶❷ **2**세트

천천히~····

02
목 옆·
얼굴 부종을 해소

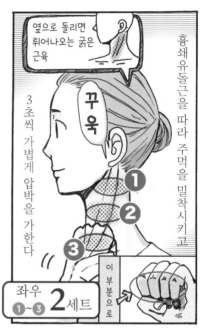

옆으로 돌리면 튀어나오는 굵은 근육

꾸욱

흉쇄유돌근을 따라 주먹을 밀착시키고

3초씩 가볍게 압박을 가한다

좌우
❶~❸ **2**세트

이 부분으로

마무리

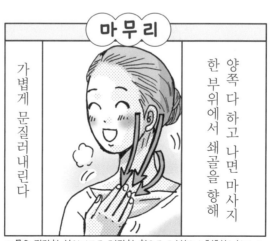

가볍게 문질러내린다

양쪽 다 하고 나면 마사지한 부위에서 쇄골을 향해

※목은 민감한 부위이므로 적당한 힘으로 조심해서 천천히 하자♪

어깨 결림·위팔의 부종을 해소

팔·어깨의 심부 림프절 마사지

·자세한 방법은 59페이지

마사지에 앞서

3초×5회

쇄골의 안쪽을 누른다

한가운데 부근

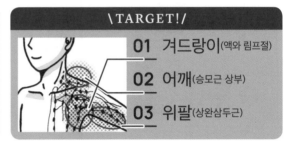

\TARGET!/

01 겨드랑이 (액와 림프절)

02 어깨 (승모근 상부)

03 위팔 (상완삼두근)

01

겨드랑이의 림프 순환을 원활하게 한다

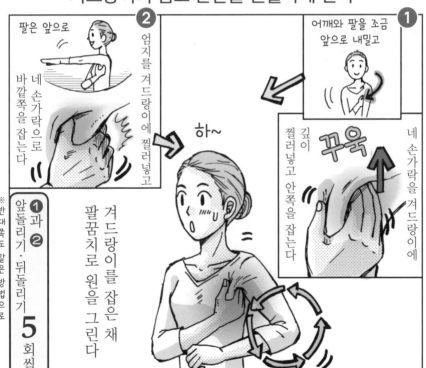

② 엄지를 겨드랑이에 찔러넣고

팔은 앞으로

네 손가락으로 바깥쪽을 잡는다

하~

① 어깨와 팔을 조금 앞으로 내밀고

깊이 찔러넣고 안쪽을 잡는다

네 손가락을 겨드랑이에

꾸욱

※통증이 심해지지 않도록 힘을 조절!

①과 ② 앞돌리기·뒤돌리기 5회씩

겨드랑이를 잡은 채 팔꿈치로 원을 그린다

※반대쪽도 같은 방법으로

02
어깨의 깊은 결림을 해소

※ 반대쪽도 같은 방법으로

앞돌리기 · 뒤돌리기 **5** 회씩

어깨를 잡은 채 팔꿈치로 원을 그린다

하~

어깨를 꽉 잡는다

팔을 조금 앞으로 내밀면서

여기

03
위팔의 깊은 결림을 해소

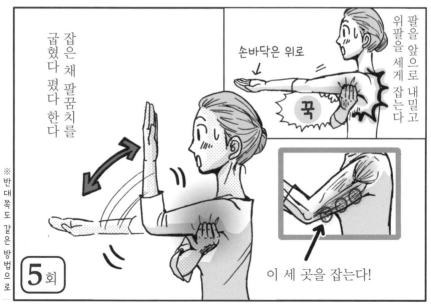

잡은 채 팔꿈치를 굽혔다 폈다 한다

※ 반대쪽도 같은 방법으로

5 회

손바닥은 위로

꾹

팔을 앞으로 내밀고 위팔을 세게 잡는다

이 세 곳을 잡는다!

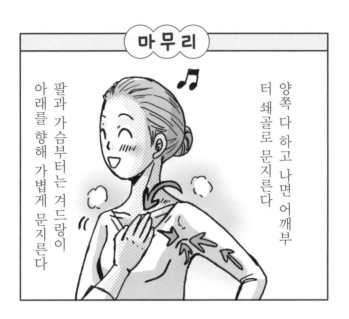

마무리

양쪽 다 하고 나면 어깨부
터 쇄골로 문지른다

팔과 가슴부터는 겨드랑이
아래를 향해 가볍게 문지른다

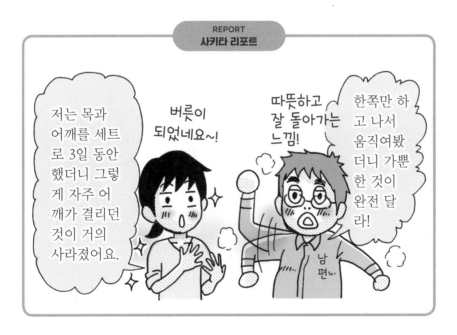

REPORT
사키타 리포트

저는 목과 어깨를 세트로 3일 동안 했더니 그렇게 자주 어깨가 결리던 것이 거의 사라졌어요.

버릇이 되었네요~!

따뜻하고 잘 돌아가는 느낌!

한쪽만 하고 나서 움직여봤더니 가뿐한 것이 완전 달라!

남편

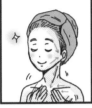

림프의 정체를 해소한다고 하면 부종 대책의 이미지가 강하지만…

해보자! **\CHECK!/**

횡격막의 스트레스度 체크

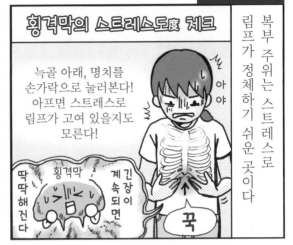

늑골 아래, 명치를 손가락으로 눌러본다! 아프면 스트레스로 림프가 고여 있을지도 모른다!

아야

딱딱해진다

횡격막

긴장이 계속되면

꾹

복부 주위는 스트레스로 림프가 정체하기 쉬운 곳이다

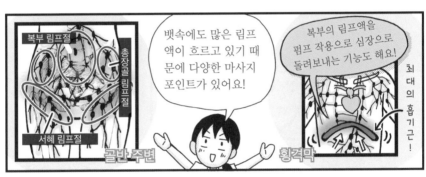

복부 림프절

총장골 림프절

서혜 림프절

골반 주변

뱃속에도 많은 림프액이 흐르고 있기 때문에 다양한 마사지 포인트가 있어요!

복부의 림프액을 펌프 작용으로 심장으로 돌려보내는 기능도 해요!

최대의 흡기근!

횡격막

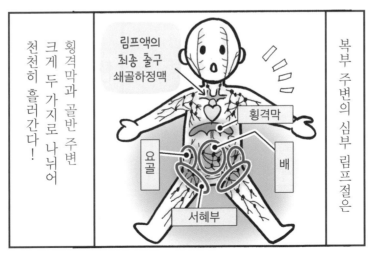

림프액의 최종 출구 쇄골하정맥

횡격막

요골

배

서혜부

횡격막과 골반 주변 크게 두 가지로 나뉘어 천천히 흘러간다!

복부 주변의 심부 림프절은

볼록한 배·호흡 곤란도 해소

늑골 주변의 심부 림프절 마사지

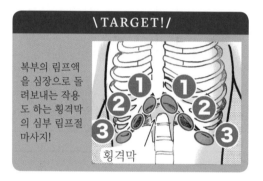

마사지에 앞서

· 자세한 방법은 5페이지

3초×5회

쇄골의 안쪽을 누른다

한가운데 부근

\TARGET!/

복부의 림프액을 심장으로 돌려보내는 작용도 하는 횡격막의 심부 림프절 마사지!

횡격막

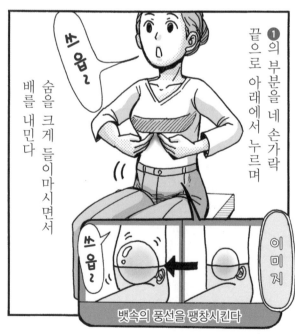

❶의 부분을 네 손가락 끝으로 아래에서 누르며

숨을 크게 들이마시면서 배를 내민다

쓰읍~

스읍~

뱃속의 풍선을 팽창시킨다

이미지

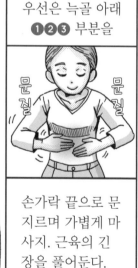

우선은 늑골 아래 **❶❷❸** 부분을

문질

문질

손가락 끝으로 문지르며 가볍게 마사지. 근육의 긴장을 풀어둔다.

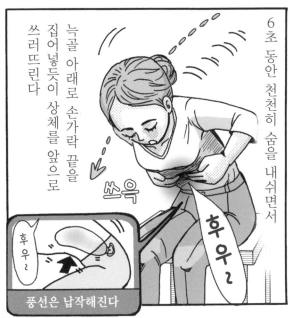

6초 동안 천천히 숨을 내쉬면서

늑골 아래로 손가락 끝을 집어넣듯이 상체를 앞으로 쓰러뜨린다

후우~

쓰윽

후우~

풍선은 납작해진다

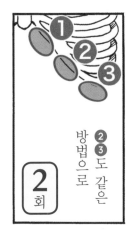

❷❸도 같은 방법으로

2회

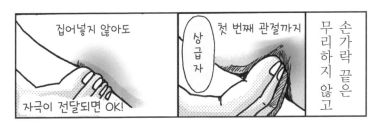

집어넣지 않아도

자극이 전달되면 OK!

첫 번째 관절까지

상급자

손가락 끝은 무리하지 않고

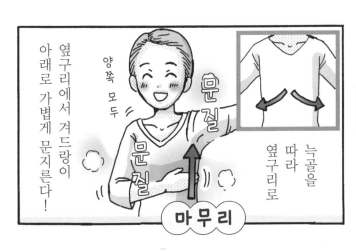

옆구리에서 겨드랑이 아래로 가볍게 문지른다!

양쪽 모두

문질

문질

늑골을 따라 옆구리로

마무리

익숙해지면 조금씩 들어가게 돼요~

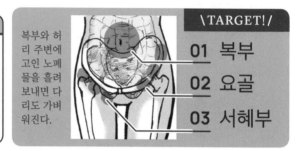

(PRACTICE)

변비·하반신·부종·냉증의 해소

복부의 심부 림프절 마사지

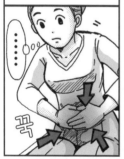

마사지에 앞서

3초×5회

쇄골의 안쪽을 누른다

한가운데 부근

·자세한 방법은 5 페이지

복부와 허리 주변에 고인 노폐물을 흘려 보내면 다리도 가벼워진다.

\TARGET!/

01 복부

02 요골

03 서혜부

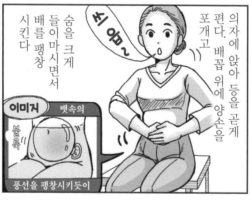

01
복부팽만 해결

의자에 앉아 등을 곧게 편다. 배꼽 위에 양손을 포개고

숨을 크게 들이마시면서 배를 팽창시킨다

스읍~

이미지 뱃속의

풍선을 팽창시키듯이

양손으로 배꼽을 꾹 누르면서 3초 동안 호흡을 멈춘다!

꾹

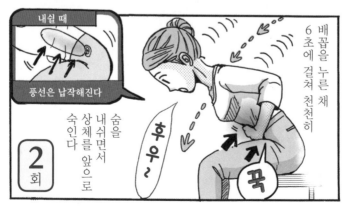

배꼽을 누른 채 6초에 걸쳐 천천히

숨을 내쉬면서 상체를 앞으로 숙인다

2회

후우~

꾹

내쉴 때

풍선은 납작해진다

02

요골·고관절의 막힘을 해소

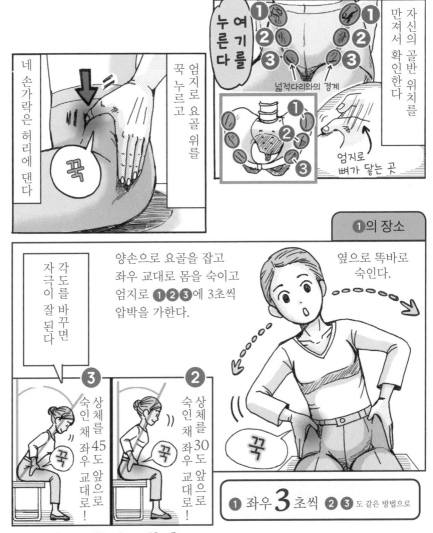

엄지가 요골(골반)에 닿는 각도에 맞추도록

03

서혜부, 다리의 림프 막힘을 해소한다

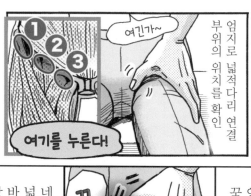

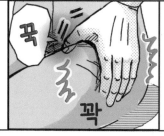

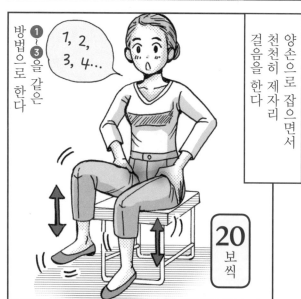

마무리

NG! 이런 사람은 피한다!

순환기계 등의 질환, 통증이 있는 사람, 열이나 염증이 있는 사람, 건강이 염려되는 사람은 피한다.

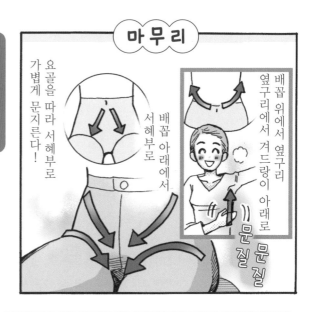

요골을 따라 서혜부로 가볍게 문지른다!

배꼽 아래에서 서혜부로

배꼽 위에서 옆구리 옆구리에서 겨드랑이 아래로

문질 문질

'복부의 심부 림프절 마사지'를 1일 2회, 10일간 행하면 복부 주변의 팽만감, 하반신의 권태감도 해소돼요!

REPORT 사키타 리포트

늑골 주변의 심부 림프절 마사지를 한 후에는 기분이 상쾌해지고 산소가 많이 들어오는지 시계까지 조금 밝아진답니다!

밤에 하면 이불 속에서 계속 따뜻하고 기분이 좋아요 ♡

안심감

바로 따뜻해졌어!

요골과 서혜부 한쪽만 해봤는데 다리를 올리는 게 완전 달라!

남편

제 6 장

변비, 냉증, 복부 가스,
복부 스트레스에

명치에서 배꼽 아래의
장 마사지

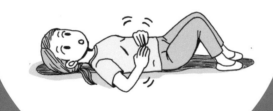

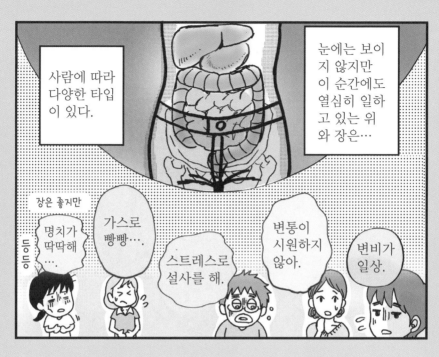

눈에는 보이지 않지만 이 순간에도 열심히 일하고 있는 위와 장은…

사람에 따라 다양한 타입이 있다.

장은 좋지만

등등

명치가 딱딱해….

가스로 빵빵….

스트레스로 설사를 해.

변통이 시원하지 않아.

변비가 일상.

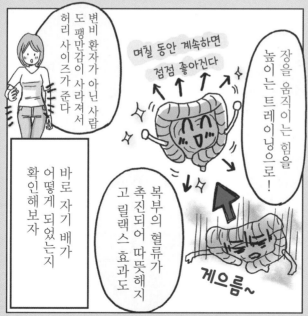

이런 증상의 개선에는 음식물이나 생활습관도 중요하지만 마사지도 효과적!

변비 환자가 아닌 사람도 팽만감이 사라져서 허리 사이즈가 준다

며칠 동안 계속하면 점점 좋아진다

장을 움직이는 힘을 높이는 트레이닝으로!

바로 자기 배가 어떻게 되었는지 확인해보자

복부의 혈류가 촉진되어 따뜻해지고 릴랙스 효과도

게으름~

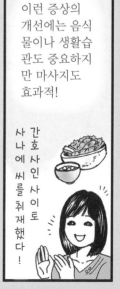

간호사인 사이토 사나에 씨를 취재했다!

※사이토 씨의 프로필은 151페이지

INTRODUCTION

자신의 뱃속을 상상해보자!

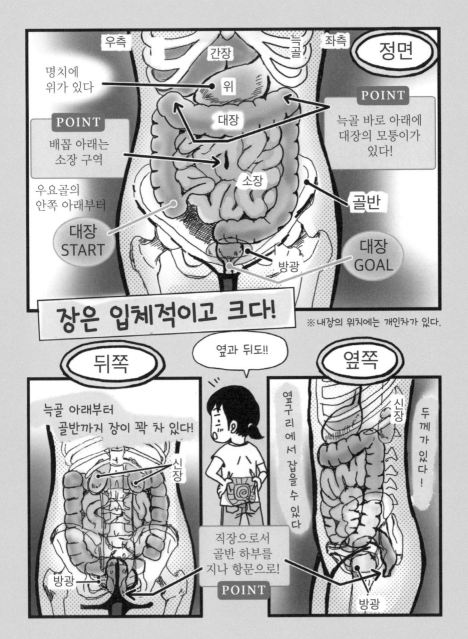

※ 내장의 위치에는 개인차가 있다.

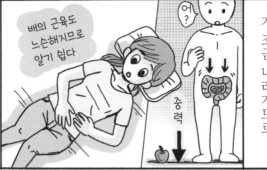

누워서 만지면 좀 더 정확한 내장의 위치를 알 수 있다

배의 근육도 느슨해지므로 알기 쉽다

일어서거나 앉으면 중력에 의해 장의 위치가 조금 내려가므로

내장 처짐증의 가능성이

대장의 횡행결장 부분이 내려가서 앞쪽으로 볼록하게 나와 있다

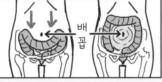

배꼽

(원인)복근 부족이나 만성 변비 등

일어서면 아랫배가 볼록하게 나오는 사람은

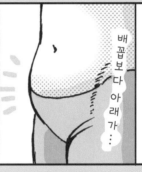

배꼽보다 아래가…

그러므로 변비에 걸린 사람은 왼쪽이 딱딱해지기 쉬워요.

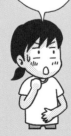

수분이 흡수되는 대장에서는 음식물이 점점 딱딱해져서 변이 된다.

우측 / 좌측

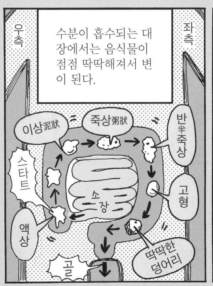

이상泥狀 / 죽상粥狀 / 반半죽상 / 스타트 / 소장 / 고형 / 액상 / 골 / 딱딱한 덩어리

음식물은 위에서 걸쭉하게 소화되고

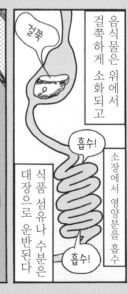

걸쭉

흡수!

소장에서 영양분을 흡수

식품 섬유나 수분은 대장으로 운반된다

흡수!

※음식물은 장의 '연동운동'에 의해 운반된다.

배의 딱딱한 부위를 찾아보자!

'장 뭉침 체크'

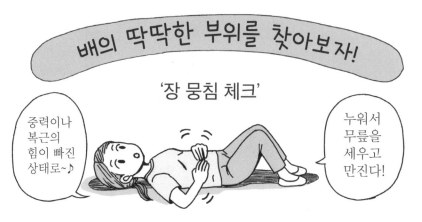

중력이나 복근의 힘이 빠진 상태로~♪

누워서 무릎을 세우고 만진다!

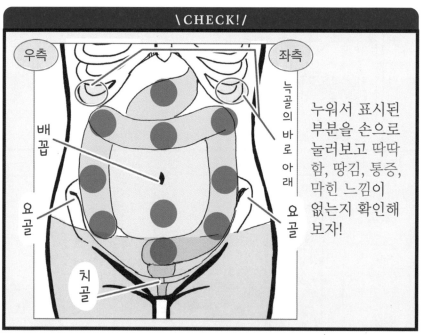

\CHECK!/

우측

좌측

늑골의 바로 아래

배꼽

요골

요골

치골

누워서 표시된 부분을 손으로 눌러보고 딱딱함, 땅김, 통증, 막힌 느낌이 없는지 확인해 보자!

※ 컨디션이 좋은 배는 눌러도 부드럽게 들어가고 아프지 않다!

NG! 이런 때는 피하자

눌렀을 때 찌르는 듯한 통증이 있을 때는 의사와 상담을.
부인과계의 질환, 임신 중, 월경 중, 설사할 때는 "장 뭉침" 체크와
복부 마사지는 피하자.

당신은 어디가 딱딱했는가?

'장 뭉침' 진단

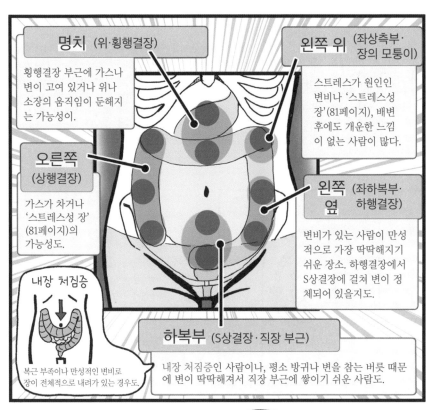

명치 (위·횡행결장)

횡행결장 부근에 가스나 변이 고여 있거나 위나 소장의 움직임이 둔해지는 가능성이.

왼쪽 위 (좌상측부· 장의 모퉁이)

스트레스가 원인인 변비나 '스트레스성 장'(81페이지), 배변 후에도 개운한 느낌이 없는 사람이 많다.

오른쪽 (상행결장)

가스가 차거나 '스트레스성 장' (81페이지)의 가능성도.

왼쪽 옆 (좌하복부· 하행결장)

변비가 있는 사람이 만성적으로 가장 딱딱해지기 쉬운 장소. 하행결장에서 S상결장에 걸쳐 변이 정체되어 있을지도.

내장 처짐증

복근 부족이나 만성적인 변비로 장이 전체적으로 내려가 있는 경우도.

하복부 (S상결장·직장 부근)

내장 처짐증인 사람이나, 평소 방귀나 변을 참는 버릇 때문에 변이 딱딱해져서 직장 부근에 쌓이기 쉬운 사람도.

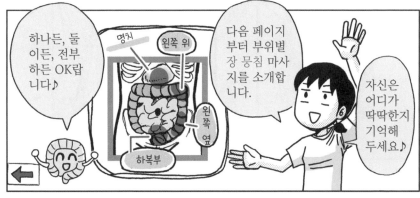

하나든, 둘이든, 전부 하든 OK랍니다♪

다음 페이지부터 부위별 장 뭉침 마사지를 소개합니다.

자신은 어디가 딱딱한지 기억해 두세요♪

명치

왼쪽 위

왼쪽 옆

하복부

PRACTICE

변비·복부 가스·볼록 나온 아랫배·냉증에

부위별 '장 뭉침' 마사지

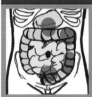

\TARGET!/

방법

75페이지의 '장 뭉침 진단'에서 딱 딱했던 부위를 풀어준다. 하나든, 복수든, 전부 하든 OK. 변비에 걸리지 않은 사람도 장 활성화로♪

NG! 이런 사람은 피하자!

배에 통증이 있을 때, 부인과계의 질환, 임신 중, 월경 중, 설사할 때는 피하자.

시작하기에 앞서 **장 전체를 흔들어서 따뜻하게 한다!**

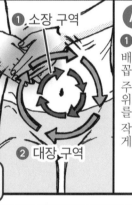

A

① 배꼽 주위를 작게

① 양손을 포개서 올리고

① 소장 구역

② 대장 구역

② 늑골 아래부터 크게 시계 방향으로 원을 그린다

5회씩

기본 자세

위를 보고 누워서 무릎을 세운다.

배에 힘이 빠지므로 자극이 잘 들어가요♪

낙낙한 옷차림이 좋다.

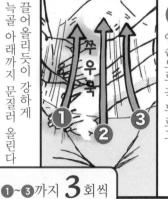

C

양손으로 꾹 누르고

오른쪽 서혜부 위를

쭈우욱

늑골 아래까지 강하게 끌어 올리듯이 늑골 아래까지 강하게 문질러 올린다

①~❸까지 **3**회씩

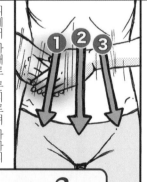

B

① 양손을 포개서 서혜부까지 오른쪽 늑골 아래에

위에서 아래로 문지르며 마사지

①~❸까지 **3**회씩

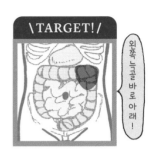

\TARGET!/

왼쪽 늑골 바로 아래!

좌측 복부·장의 모퉁이

왼쪽 위 마사지

스트레스성 변비나 배변 후에
개운한 느낌이 없는 사람

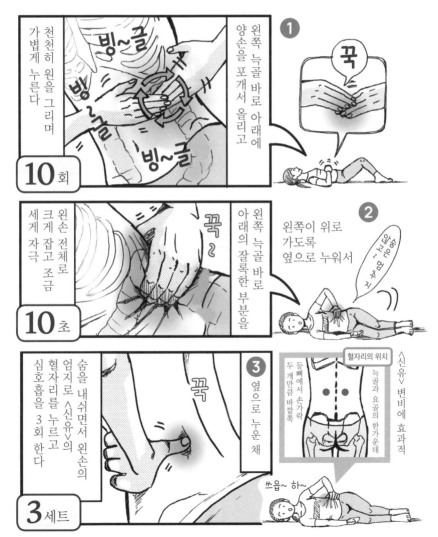

1

왼쪽 늑골 바로 아래에
양손을 포개서 올리고

천천히 원을 그리며
가볍게 누른다

빙~글
빙~글
빙~글
빙~글

꾹

10회

2

왼쪽이 위로
가도록
옆으로 누워서

왼쪽 늑골 바로
아래의 잘록한 부분을

왼손 전체로
크게 잡고 조금
세게 자극

꾹~

숨은
멈추지~
않고

10초

3

옆으로 누운 채

숨을 내쉬면서 왼손의
엄지로 <신유>의
혈자리를 누르고
심호흡을 3회 한다

꾹

혈자리의 위치

<신유> 변비에 효과적

늑골과 요골의 한가운데

등뼈에서 손가락
두 개만큼 바깥쪽

쓰읍~ 하~

3세트

77

좌하복부·하행결장

왼쪽 옆 마사지

변비가 있는 사람이
딱딱해지기 쉬운 부위 No.1

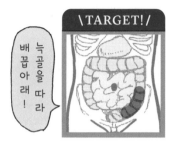

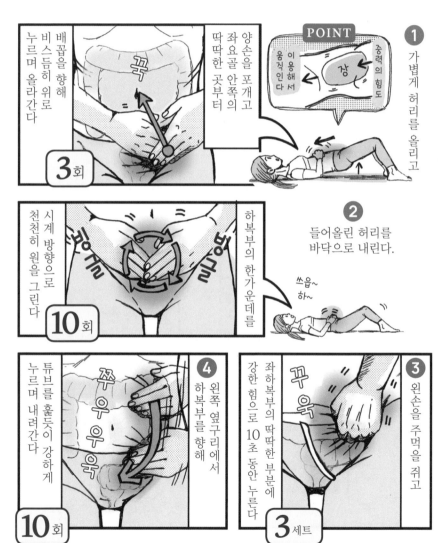

S상결장·직장 부근

하복부 마사지

변의나 방귀를 참는다. 아랫배가 볼록
나온 사람이나 내장 처짐증인 사람

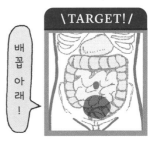

\TARGET!/

배꼽 아래!

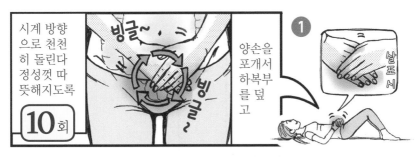

①

양손을 포개서 하복부를 덮고

살피~

시계 방향으로 천천히 돌린다 정성껏 따뜻해지도록

빙글~

빙글~

10회

②

서혜부에서 조금 안쪽을

위에서 아래로 부드럽게 천천히 문지른다.

쓱~

쓱~

5회

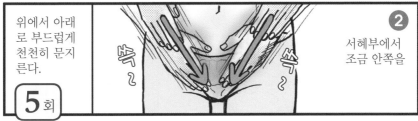

③

허리를 살짝 들고

내장처짐증에 최적!

중력을 이용!

장

아래에서 위를 향해

퍼 올리듯이 조금 세게 문지른다

꾸우욱

꾸우욱

5회

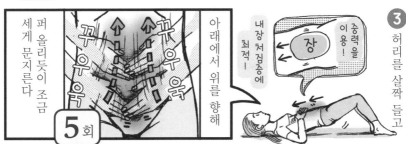

변비에 걸린 사람은
7일~10일 동안 계속해서
장을 마사지해보면
변화가 생겨요!

시간은 언제든 상관없지만
밤에 자기 전에도 추천한다.

위·횡행결장

명치 마사지

위나 소장, 횡행결장의 정체
스트레스에도 많은 영향을 준다

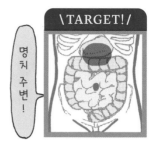

\TARGET!/

명치 주변!

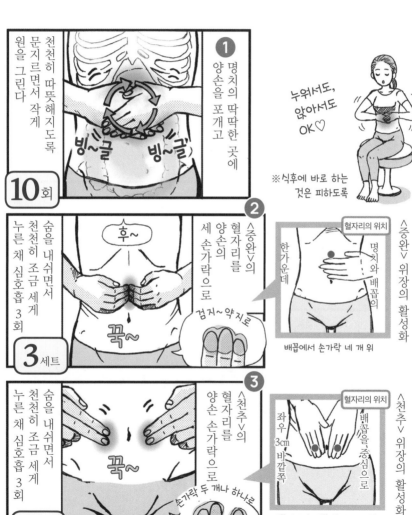

① 명치의 딱딱한 곳에 양손을 포개고

천천히 따뜻해지도록 문지르면서 작게 원을 그린다

빙~글 빙~글

10회

누워서도, 앉아서도 OK♡

※식후에 바로 하는 것은 피하도록

② 〈중완〉의 혈자리를 양손의 세 손가락으로

후~

꾹~

검지~약지로

숨을 내쉬면서 천천히 조금 세게 누른 채 심호흡 3회

3세트

혈자리의 위치

〈중완〉 위장의 활성화

명치와 배꼽의 한가운데

배꼽에서 손가락 네 개 위

③ 〈천추〉의 혈자리를 양손 손가락으로

꾹~

손가락 두 개나 하나로

숨을 내쉬면서 천천히 조금 세게 누른 채 심호흡 3회

3세트

혈자리의 위치

〈천추〉 위장의 활성화

배꼽을 중심으로

좌우 3cm 바깥쪽

배꼽에서 손가락 두세 개 지점

변비와 설사를 반복하는 '스트레스성 장 체크'

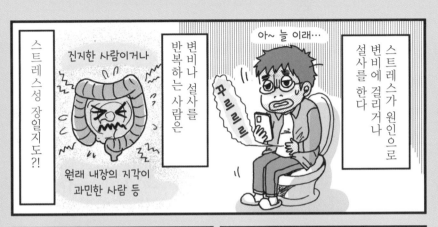

스트레스가 원인으로 변비에 걸리거나 설사를 한다

아~ 늘 이래…

추르르르

변비나 설사를 반복하는 사람은

진지한 사람이거나

스트레스성 장일지도?!

원래 내장의 지각이 과민한 사람 등

스트레스성 장은 장 전체가 경련하는 듯한 상태로

연동운동이 원활하게 되지 않는다

부들 부들 부들 부들 부들

그런 사람은 전·후·양옆에서 확실하게 마사지하면

위도 안심

편안~

후~

경직이나 경련을 완화하는 데 도움이 된다!

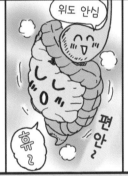

언제 어디서든 할 수 있는 문지르기 마사지를 소개합니다!

하루에 몇 번을 해도 OK!

세 개…

\ 당신은 어디에 해당하는가? /

□ 스트레스를 느꼈을 때 변비나 설사를 하게 된다.
□ 변비와 설사를 반복하는 경우가 종종 있다.
□ 배에 가스가 쉽게 찬다.
□ 식사나 배변이 불규칙적이다.
□ 생활 리듬이 깨졌다.

PRACTICE

누워서도,
앉아서도,
서서도 OK

변비와 설사를 반복하는 스트레스성 장에

장 문지르기 마사지

NG! 이런 때는 피하자!

배에 강한 통증이 있다,
임신 중, 월경통이 있다,
설사할 때.

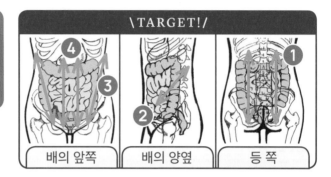

\TARGET!/

| 배의 앞쪽 | 배의 양옆 | 등 쪽 |

① 등 가운데 쪽

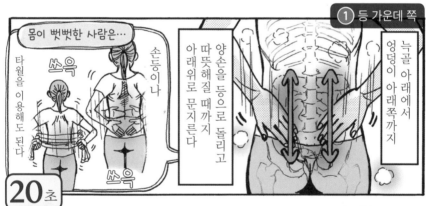

몸이 뻣뻣한 사람은…

타월을 이용해도 된다

손등이나

양손을 등으로 돌리고

따뜻해질 때까지

아래위로 문지른다

늑골 아래에서

엉덩이 아래쪽까지

20초

② 배의 양옆

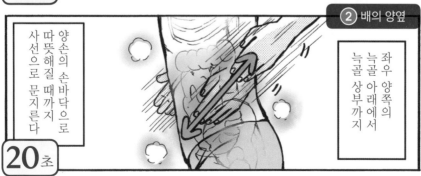

양손의 손바닥으로

따뜻해질 때까지

사선으로 문지른다

좌우 양쪽의

늑골 아래에서

늑골 상부까지

20초

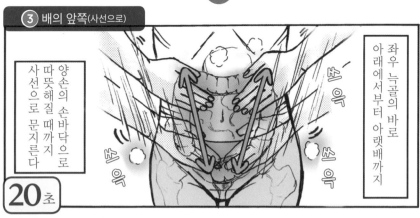

③ 배의 앞쪽(사선으로)

양손의 손바닥으로 따뜻해질 때까지 사선으로 문지른다

20초

좌우 늑골의 바로 아래에서부터 아랫배까지

④ 배의 앞쪽(아래위)

양손의 손바닥으로 따뜻해질 때까지 아래위로 문지른다

20초

명치에서 아랫배를 향해

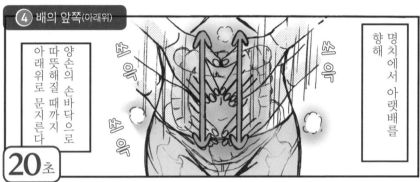

REPORT
사키타 리포트

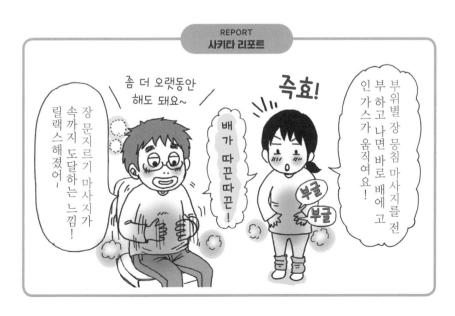

제 7 장

등, 엉덩이, 넓적다리의
뭉침과 처짐 해소

테니스 공
근막이완요법으로
등 마사지

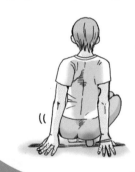

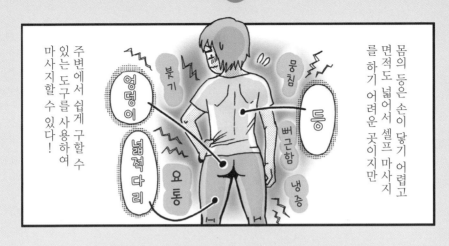

몸의 등은 손이 닿기 어렵고 면적도 넓어서 셀프 마사지를 하기 어려운 곳이지만

주변에서 쉽게 구할 수 있는 도구를 사용하여 마사지할 수 있다!

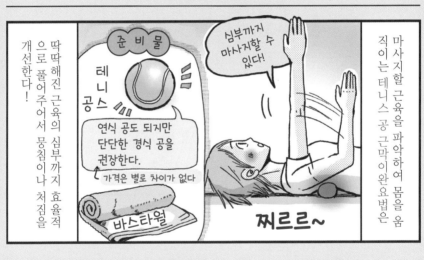

마사지할 근육을 파악하여 몸을 움직이는 테니스 공 근막이완요법은

준비물

테니스 공

심부까지 마사지할 수 있다!

연식 공도 되지만 단단한 경식 공을 권장한다.

→ 가격은 별로 차이가 없다

바스타월

찌르르~

딱딱해진 근육의 심부까지 효율적으로 풀어 주어서 뭉침이나 처짐을 개선한다!

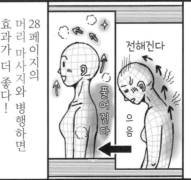

목과 등의 근육 땅김이나 뭉쳐서 딱딱해진 부위를 풀어 주면 머리로 연결되는 근막도 풀어지므로

전해진다

풀어진다

으음

28페이지의 머리 마사지와 병행하면 효과가 더 좋다!

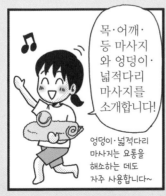

목·어깨·등 마사지와 엉덩이·넓적다리 마사지를 소개합니다!

엉덩이·넓적다리 마사지는 요통을 해소하는 데도 자주 사용합니다~

PRACTICE

목 결림·등 뭉침·처짐을 해소

누워서 목·어깨·등 마사지

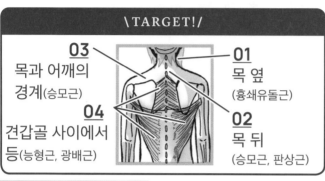

\TARGET!/

03
목과 어깨의
경계(승모근)

01
목 옆
(흉쇄유돌근)

04
견갑골 사이에서
등(능형근, 광배근)

02
목 뒤
(승모근, 판상근)

준비물
테니스공

01

목 옆 마사지

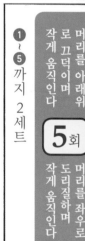

옆으로 돌리면 도드라진다

귀 뒤에서 쇄골 중앙까지

(흉쇄유돌근)

엄지 손가락의 평평한 면을

넓게 사용한다

● 누워서 양손의 엄지 손가락을 옆에서 가볍게

● 표시의 흉쇄유돌근에 댄다

빤히

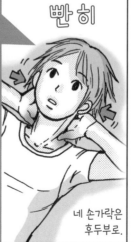

네 손가락은 후두부로.

①~⑤까지 2세트

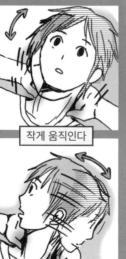

머리를 아래위로 끄덕이며 작게 움직인다

5회

작게 움직인다

머리를 좌우로 도리질하며 작게 움직인다

5회

02

목 뒤 마사지

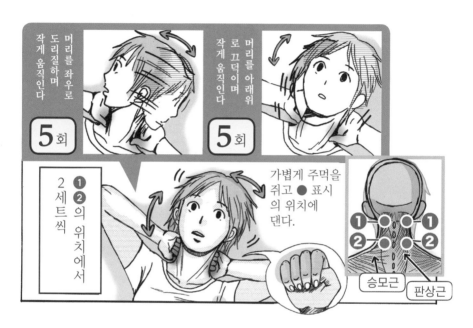

머리를 좌우로
도리질하며
작게 움직인다

5회

머리를 아래위
로 끄덕이며
작게 움직인다

5회

❶❷의 위치에서
2세트씩

가볍게 주먹을 쥐고 ● 표시의 위치에 댄다.

승모근 | 판상근

03

목과 어깨의 경계부 마사지

준 비 물

레니스 공

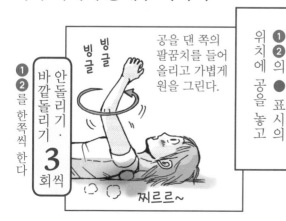

❶❷를 한쪽씩 한다

안돌리기·바깥돌리기
3회씩

빙글
빙글

공을 댄 쪽의 팔꿈치를 들어 올리고 가볍게 원을 그린다.

❶❷의 ● 표시의 위치에 공을 놓고

찌르르~

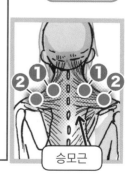

승모근

04

견갑골 사이에서 등 마사지

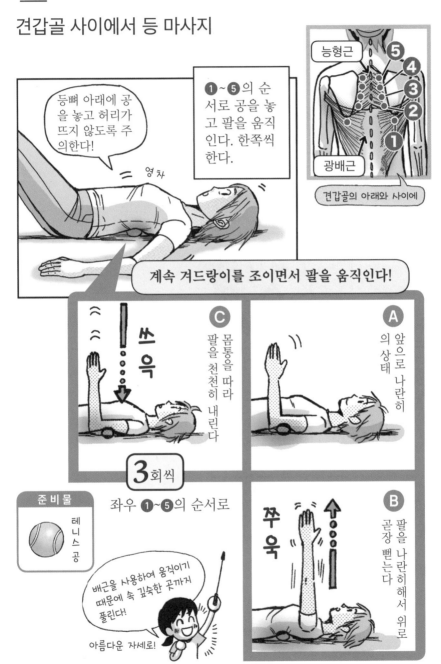

등뼈 아래에 공을 놓고 허리가 뜨지 않도록 주의한다!

영차

①~⑤의 순서로 공을 놓고 팔을 움직인다. 한쪽씩 한다.

능형근

광배근

견갑골의 아래와 사이에

계속 겨드랑이를 조이면서 팔을 움직인다!

Ⓒ 몸통을 따라 팔을 천천히 내린다

쓰 윽

3회씩

Ⓐ 앞으로 나란히의 상태

좌우 ①~⑤의 순서로

준비물

테니스공

Ⓑ 팔을 나란히해서 위로 곧장 뻗는다

쭈 욱

배근을 사용하여 움직이기 때문에 속 깊숙한 곳까지 풀린다!

아름다운 자세로!

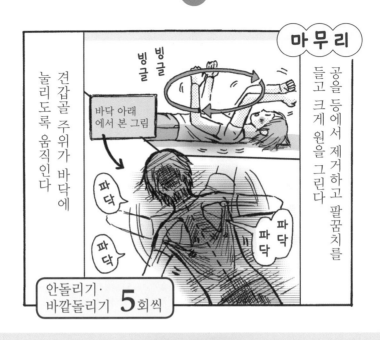

마무리

공을 등에서 제거하고 팔꿈치를 들고 크게 원을 그린다

빙글 빙글

바닥 아래에서 본 그림

견갑골 주위가 바닥에 눌리도록 움직인다

파닥 파닥 파닥

안돌리기·바깥돌리기 **5**회씩

아픈 것이 싫은 사람의 '테니스 공 근막이완요법'

자극을 부드럽게 한다

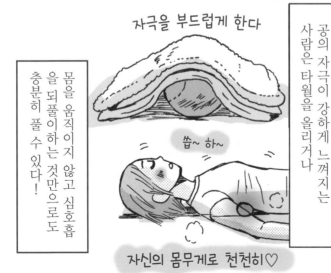

공의 자극이 강하게 느껴지는 사람은 타월을 올리거나

몸을 움직이지 않고 심호흡을 되풀이하는 것만으로도 충분히 풀 수 있다!

쓥~ 하~

자신의 몸무게로 천천히 ♡

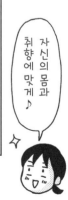

자신의 몸과 취향에 맞게 ♪

※기분 좋게 아픈 정도를 목표로. 자극이 너무 강하지 않도록 한다.

PRACTICE

요통·냉증·부종 개선·셀룰라이트 예방

엉덩이 전체·넓적다리 마사지

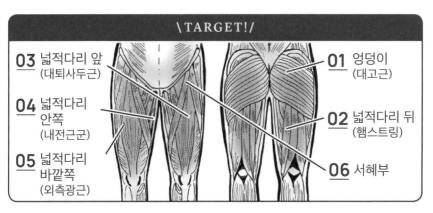

\TARGET!/

03 넓적다리 앞
(대퇴사두근)

04 넓적다리
안쪽
(내전근군)

05 넓적다리
바깥쪽
(외측광근)

01 엉덩이
(대고근)

02 넓적다리 뒤
(햄스트링)

06 서혜부

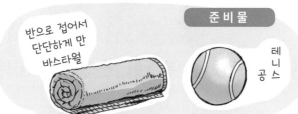

준비물

반으로 접어서
단단하게 만
바스타월

테
니
스
공

01
엉덩이 마사지

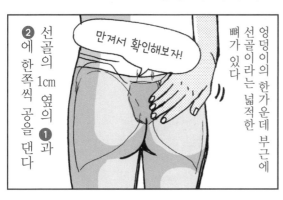

만져서 확인해보자!

엉덩이의 한가운데 부근에
선골이라는 넓적한
뼈가 있다

선골의 1cm 옆의 **①**과
②에 한쪽씩 공을 댄다

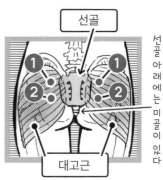

선골

① ②

대고근

선골 아래에는 미골이 있다

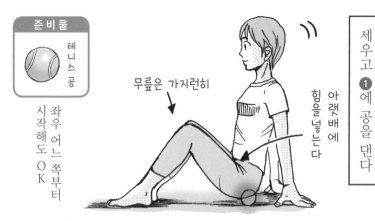

준비물
테니스공

바닥에 앉아 무릎을 세우고 ❶에 공을 댄다

아랫배에 힘을 넣는다

무릎은 가지런히

좌우 어느 쪽부터 시작해도 OK

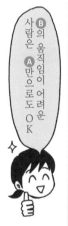

B의 움직임이 어려운 사람은 A만으로도 OK

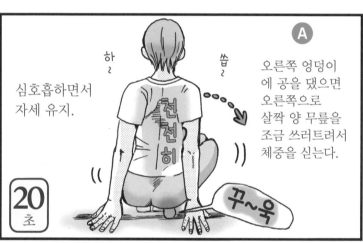

Ⓐ 오른쪽 엉덩이에 공을 댔으면 오른쪽으로 살짝 양 무릎을 조금 쓰러트려서 체중을 싣는다.

심호흡하면서 자세 유지.

천천히

하~

쓥~

꾸~욱

20초

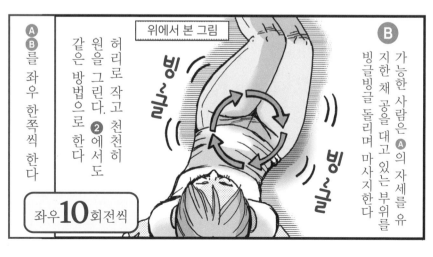

Ⓑ 가능한 사람은 Ⓐ의 자세를 유지한 채 공을 대고 있는 부위를 빙글빙글 돌리며 마사지한다

위에서 본 그림

빙~글

빙~글

허리로 작은 원을 그린다. ❷에서도 같은 방법으로 한다

천천히

ⒶⒷ를 좌우 한쪽씩 한다

좌우**10**회전씩

02

넓적다리 뒤쪽 마사지

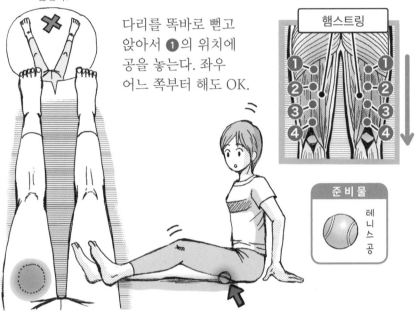

발은 허리 넓이로.
너무 크게 벌리지
않는다.

다리를 똑바로 뻗고
앉아서 ❶의 위치에
공을 놓는다. 좌우
어느 쪽부터 해도 OK.

햄스트링

준비물

레
니
스
공

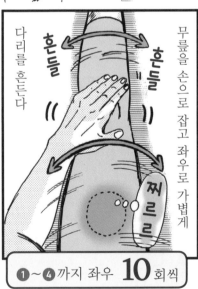

다리를 흔든다

흔들

흔들

무릎을 손으로 잡고 좌우로 가볍게

찌르르

❶~❹까지 좌우 **10**회씩

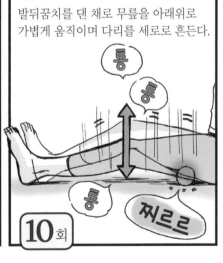

발뒤꿈치를 댄 채로 무릎을 아래위로
가볍게 움직이며 다리를 세로로 흔든다.

통

통

통

찌르르

10회

92

03

넓적다리 앞쪽 마사지

준 비 물

반으로 접어서 단단하게 만든 바스 타월

단단

일반 타월이면 접어서 높이를 만든다

대퇴사두근

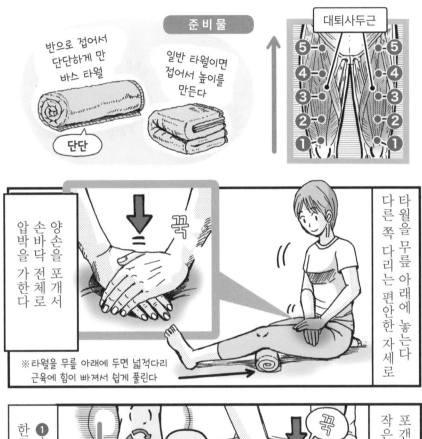

타월을 무릎 아래에 놓는다

다른 쪽 다리는 편안한 자세로

양 손을 포개서 손바닥 전체로 압박을 가한다

꾹

※타월을 무릎 아래에 두면 넓적다리 근육에 힘이 빠져서 쉽게 풀린다

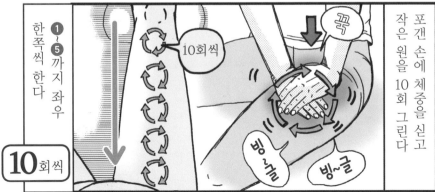

포갠 손에 체중을 싣고 작은 원을 10회 그린다

꾹

한쪽씩 한다

❶~❺까지 좌우

10회씩

10회씩

빙~글

빙~글

포갠 손의 아래위와 원을 그리는 방향은 하기 편한 쪽으로

04

넓적다리 안쪽 마사지

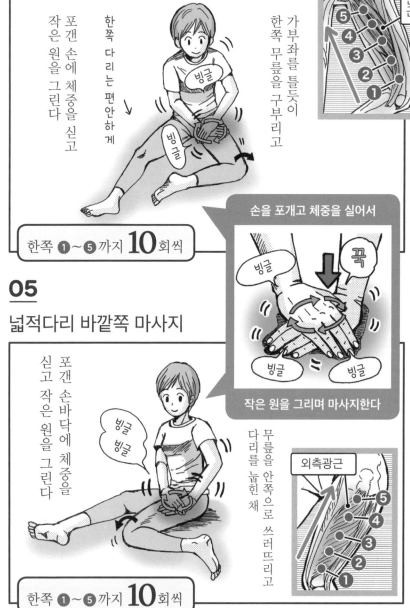

내전근군

작은 원을 그린다

포갠 손에 체중을 싣고

한쪽 다리는 편안하게

가부좌를 틀듯이
한쪽 무릎을 구부리고

한쪽 ❶~❺ 까지 **10**회씩

05

넓적다리 바깥쪽 마사지

손을 포개고 체중을 실어서

작은 원을 그리며 마사지한다

외측광근

포갠 손바닥에 체중을
싣고 작은 원을 그린다

무릎을 안쪽으로 쓰러뜨리고
다리를 눕힌 채

한쪽 ❶~❺ 까지 **10**회씩

※포갠 손의 아래위와 원을 그리는 방향은 하기 편한 쪽으로

94

06

서혜부 마사지

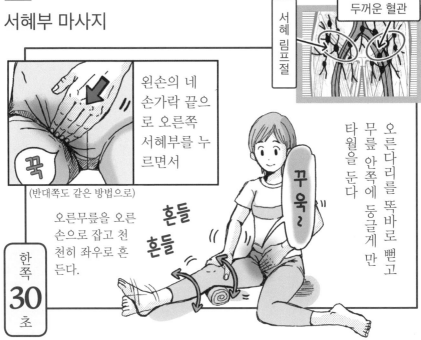

두꺼운 혈관

서혜 림프절

왼손의 네 손가락 끝으로 오른쪽 서혜부를 누르면서

꾹

(반대쪽도 같은 방법으로)

오른무릎을 오른손으로 잡고 천천히 좌우로 흔든다.

흔들 흔들

꾸욱~

오른다리를 똑바로 뻗고 무릎 안쪽에 둥글게 만 타월을 둔다

한쪽 **30** 초

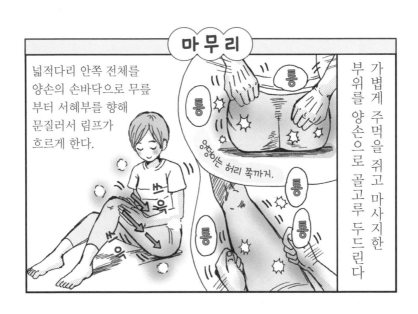

마무리

넓적다리 안쪽 전체를 양손의 손바닥으로 무릎부터 서혜부를 향해 문질러서 림프가 흐르게 한다.

쓰윽

통 통 통 통 통

운동하는 허리 쪽까지.

가볍게 주먹을 쥐고 마사지한 부위를 양손으로 골고루 두드린다

무릎 아래·무릎 아래의
냉증과 권태감을 해소한다

오일 마사지

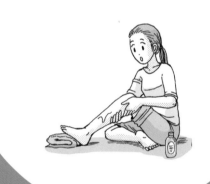

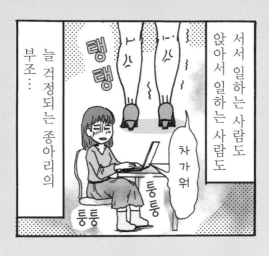

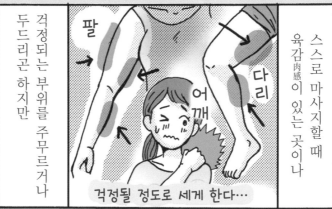

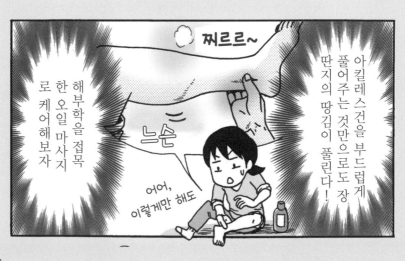

INTRODUCTION

근육의 끄트머리를 마사지하면 전신이 풀린다!

뼈에서 뼈에 붙어 있다

근육이 시작되는 부분을 마사지하면

※힘줄은 끈 모양이나 띠 모양, 막 모양 등 여러 가지 모양이 있다

부착부

힘줄

콜라겐 섬유 다발

강한 힘을 넣지 않아도 더욱 기분 좋게 효과적·효율적으로 풀어줄 수 있다!

뼈에 붙은 부착부를 풀어주면 … 한가운데의 육감이 있는 부분의 긴장도 풀리게 된다!

※이미지

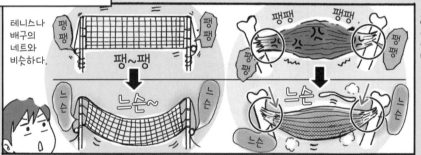

테니스나 배구의 네트와 비슷하다.

팽팽

팽~팽

느슨~

느슨

팽팽 팽팽

느슨 느슨

느슨

근육의 끝에서 끝까지!

빈틈없이 정성껏

오일을 사용하여 손바닥의 밀착도를 높여서 꼼꼼하게 문지르며

근섬유의 결대로 마사지하면 완벽히 풀린다!

따뜻해지면서 릴랙스~

쓰윽~

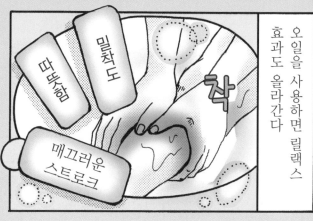

오일을 사용하면 릴랙스 효과도 올라간다

밀착도

따뜻함

매끄러운 스트로크

차

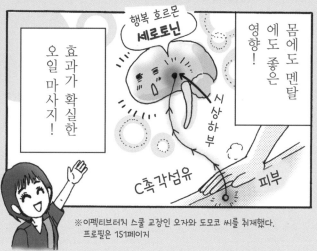

행복 호르몬 세로토닌

몸에도 멘탈에도 좋은 영향!

시상하부

C촉각섬유

피부

효과가 확실한 오일 마사지!

※ 이펙티브터치 스쿨 교장인 오자와 도모코 씨를 취재했다.
　프로필은 151페이지

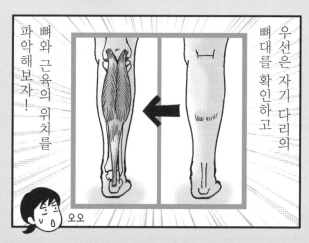

뼈와 근육의 위치를 파악해보자!

우선은 자기 다리의 뼈대를 확인하고

오오

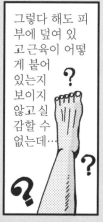

그렇다 해도 피부에 덮여 있고 근육이 어떻게 붙어 있는지 보이지 않고 실감할 수 없는데…

종아리의 근육 모양을 파악하여 마사지 효과를 높인다!

01 장딴지(하퇴삼두근)

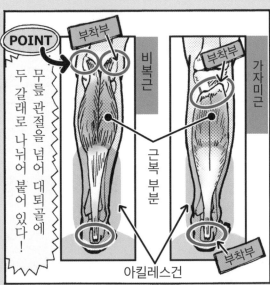

POINT

부착부

비복근

부착부

가자미근

무릎 관절을 넘어 대퇴골에 두 갈래로 나뉘어 붙어 있다!

근복 부분

부착부

아킬레스건

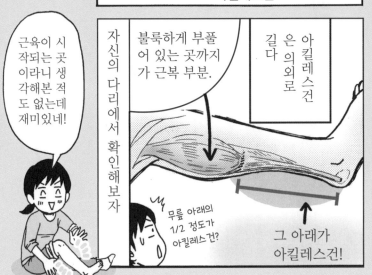

아킬레스건은 의외로 길다

불룩하게 부풀어 있는 곳까지가 근복 부분.

자신의 다리에서 확인해보자

무릎 아래의 1/2 정도가 아킬레스건?

그 아래가 아킬레스건!

근육이 시작되는 곳이라니 생각해본 적도 없는데 재미있네!

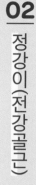

02 정강이 (전강골그)

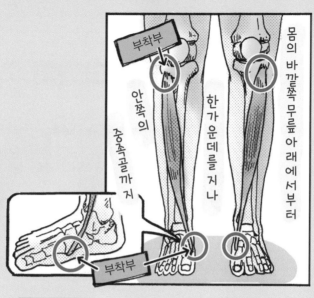

몸의 바깥쪽 무릎 아래에서부터

한 가운데를 지나

안쪽의 중족골까지

부착부

부착부

무릎의 접시 아래에 있는

튀어나온 뼈의 바로 아래를

접시

경골

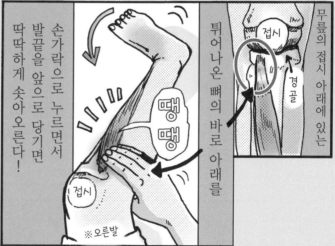

손가락으로 누르면서
발끝을 앞으로 당기면
딱딱하게 솟아오른다!

땡
땡

접시

※오른발

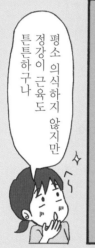

평소 의식하지 않지만
정강이 근육도
튼튼하구나

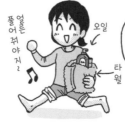

자신의 몸에서 걱정되는
부분과 근육의 관계를 알면
마사지에 자신감과 보람이
생겨요~!

얼른 풀어 줘야지~♪

오일

타월

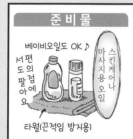

준비물

베이비오일도 OK♪

서편의 점에 팔아요

마사지용 오일

스킨케어 오일

타월(끈적임 방지용)

PRACTICE

부종·냉증·근육 피로를 풀어준다

종아리의 오일 마사지

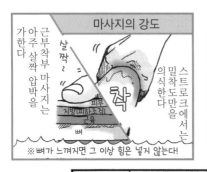

마사지의 강도

근부착부 마사지는 아주 살짝 압박을 가한다

스트로크에서는 밀착도만을 의식한다

살짝~

착

피부
지방(피하조직)
근육
뼈

※ 뼈가 느껴지면 그 이상 힘은 넣지 않는다!

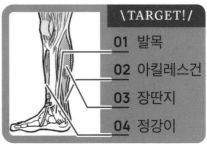

\TARGET!/

01 발목

02 아킬레스건

03 장딴지

04 정강이

START

시작하기에 앞서

오일을 적당량 손에 바르고 손바닥을 비벼서 체온 정도로 따뜻하게 한다.

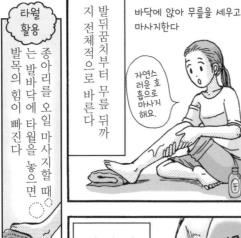

발뒤꿈치부터 무릎 뒤까지 전체적으로 바른다

바닥에 앉아 무릎을 세우고 마사지한다

자연스러운 호흡으로 마사지해요.

타월 활용

종아리를 오일 마사지할 때는 발바닥에 타월을 놓으면 발목의 힘이 빠진다

접어서 높이를 만든다

01 발목 마사지

양손의 손가락으로

찌르르~

빙글

양쪽 복사뼈의 바깥쪽을 따라 원을 그린다

빙글

대는 부분

한쪽 다리 **30**회

※ 반대쪽도 같은 방법으로

02

아킬레스건 마사지

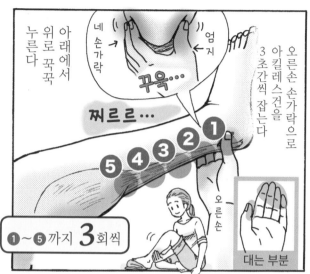

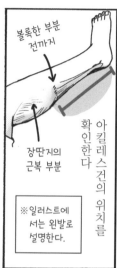

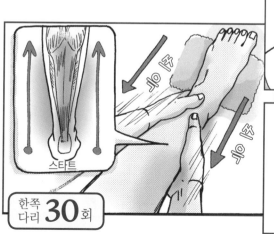

03

장딴지 전체 마사지

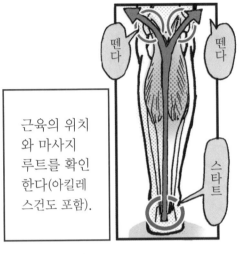

근육의 위치와 마사지 루트를 확인한다(아킬레스건도 포함).

떤다

떤다

스타트

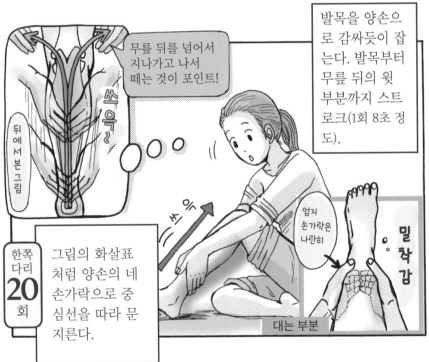

무릎 뒤를 넘어서 지나가고 나서 떼는 것이 포인트!

뒤에서 본 그림

발목을 양손으로 감싸듯이 잡는다. 발목부터 무릎 뒤의 윗부분까지 스트로크(1회 8초 정도).

한쪽 다리 **20**회

그림의 화살표처럼 양손의 네 손가락으로 중심선을 따라 문지른다.

엄지손가락은 나란히

밀착감

대는 부분

04

정강이 전체 마사지

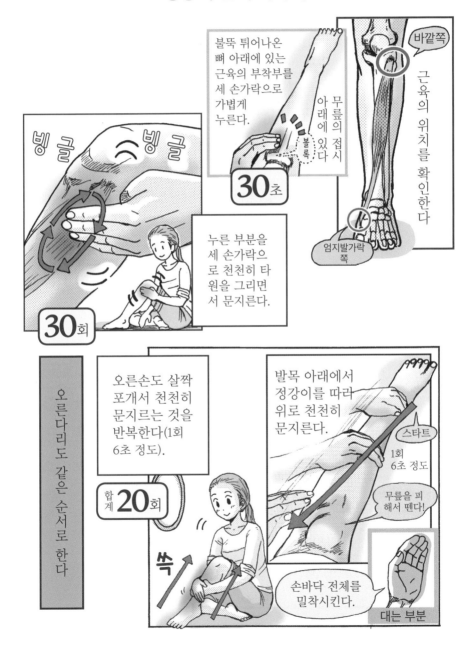

불뚝 튀어나온 뼈 아래에 있는 근육의 부착부를 세 손가락으로 가볍게 누른다.

바깥쪽

근육의 위치를 확인한다

무릎의 접시 아래에 있다

볼록

엄지발가락 쪽

30초

빙글빙글

누른 부분을 세 손가락으로 천천히 타원을 그리면서 문지른다.

30회

오른손도 살짝 포개서 천천히 문지르는 것을 반복한다(1회 6초 정도).

합계 20회

발목 아래에서 정강이를 따라 위로 천천히 문지른다.

스타트

1회 6초 정도

무릎을 피해서 뗀다!

오른다리도 같은 순서로 한다

쑥

손바닥 전체를 밀착시킨다.

대는 부분

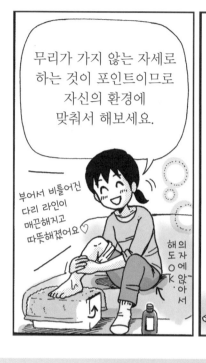

끝났으면 오일은 티슈나 따뜻한 타월로 닦아낸다.

무리가 가지 않는 자세로 하는 것이 포인트이므로 자신의 환경에 맞춰서 해보세요.

부어서 비틀어진 다리 라인이 매끈해지고 따뜻해졌어요♡

의자에 앉아서 해도 O.K

따뜻 따뜻

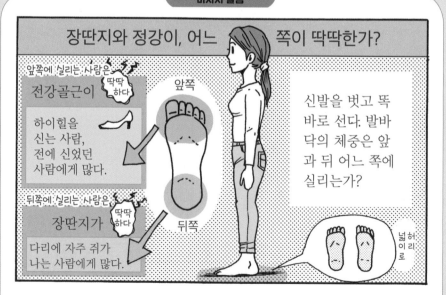

COLUMN
마사지 칼럼

장딴지와 정강이, 어느 쪽이 딱딱한가?

앞쪽에 실리는 사람은

딱딱하다

전강골근이

하이힐을 신는 사람, 전에 신었던 사람에게 많다.

앞쪽

뒤쪽에 실리는 사람은

딱딱하다

장딴지가

다리에 자주 쥐가 나는 사람에게 많다.

뒤쪽

신발을 벗고 똑바로 선다. 발바닥의 체중은 앞과 뒤 어느 쪽에 실리는가?

허리 넓이로

손가락의 피로는
팔꿈치 아래를 마사지하면 해소된다

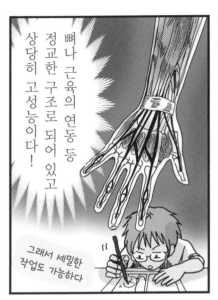

뼈나 근육의 연동 등
정교한 구조로 되어 있고
상당히 고성능이다!

그래서 세밀한
작업도 가능하다

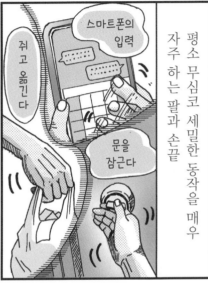

평소 무심코 세밀한 동작을 매우
자주 하는 팔과 손끝

쥐고 옮긴다

스마트폰의 입력

문을 잠근다

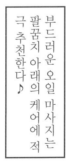
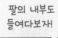

팔의 내부도
들여다보자!

부드러운 오일 마사지는
팔꿈치 아래의 케어에 적
극 추천한다♪

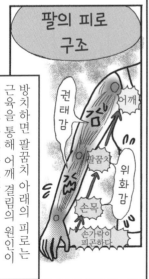

팔의 피로 구조

방치하면 팔꿈치 아래의 피로는
근육을 통해 어깨 결림의 원인이
되기도 하므로 요주의…

권태감
어깨
팔꿈치
위화감
손목
손가락이
피곤하다

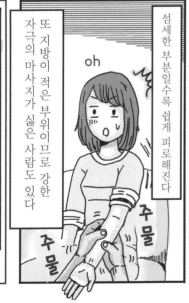

섬세한 부분일수록 쉽게 피로해진다

또 지방이 적은 부위이므로 강한
자극의 마사지가 싫은 사람도 있다

oh

주물
주물

\ 이 방법으로 하면 효과 UP! /

팔꿈치 아래 근육의 위치를 파악하자

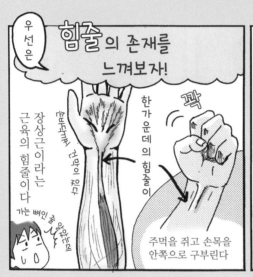

우선은

힘줄의 존재를 느껴보자!

장상근이라는 근육의 힘줄이다

가는 뼈인

한가운데의 힘줄이

꽉

주먹을 쥐고 손목을 안쪽으로 구부린다

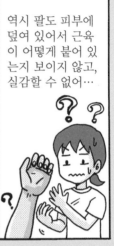

역시 팔도 피부에 덮여 있어서 근육이 어떻게 붙어 있는지 보이지 않고, 실감할 수 없어…

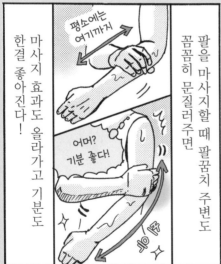

마사지 효과도 올라가고 기분도 한결 좋아진다!

팔을 마사지할 때 팔꿈치 주변도 꼼꼼히 문질러 주면

평소에는 여기까지

어머? 기분 좋다!

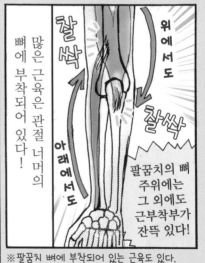

많은 근육은 관절 너머의 뼈에 부착되어 있다!

찰싹

위에서도

아래에서도

찰싹

팔꿈치의 뼈 주위에는 그 외에도 근부착부가 잔뜩 있다!

※ 팔꿈치 뼈에 부착되어 있는 근육도 있다.

매일 움직이는 손과 팔의 자잘한 근육!

자기 팔의 뼈대를 확인해보자!

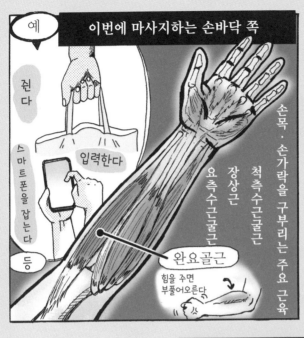

이번에 마사지하는 손바닥 쪽

예

쥔다

스마트폰을 잡는다

입력한다

등

손목·손가락을 구부리는 주요 근육

척측수근굴근

요측수근굴근

장상근

완요골근

힘을 주면 부풀어오른다

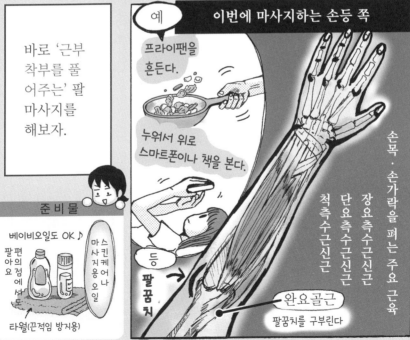

이번에 마사지하는 손등 쪽

예

프라이팬을 흔든다.

누워서 위로 스마트폰이나 책을 본다.

등

팔꿈치

손목·손가락을 펴는 주요 근육

척측수근신근

단요측수근신근

장요측수근신근

완요골근

팔꿈치를 구부린다

바로 '근부착부를 풀어주는' 팔 마사지를 해보자.

준비물

베이비오일도 OK ♪

팔 펴아의 요점에서도

스킨케어나 마사지용 오일

마사지용 오일

타월(끈적임 방지용)

(PRACTICE)

손목·팔의 피로·냉증·부종에

팔꿈치 아래의 오일 마사지

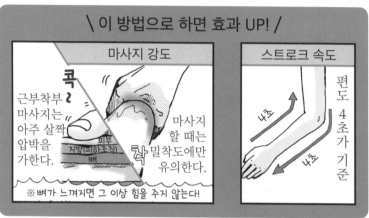

\ 이 방법으로 하면 효과 UP! /

마사지 강도

콕

근부착부 마사지는 아주 살짝 압박을 가한다.

피부
지방(피하조직)
뼈

착

마사지 할 때는 밀착도에만 유의한다.

※ 뼈가 느껴지면 그 이상 힘을 주지 않는다!

스트로크 속도

4초

4초

편도 4초가 기준

※오일을 손에 묻히고 양손을 비벼 따뜻해지면 마사지 부위에 바른다!

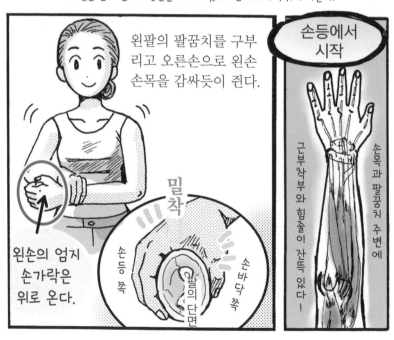

왼팔의 팔꿈치를 구부리고 오른손으로 왼손 손목을 감싸듯이 쥔다.

왼손의 엄지 손가락은 위로 온다.

밀착

손등 쪽

팔의 단면

손바닥 쪽

손등에서 시작

근부착부와 힘줄이 잔뜩 있다!

손목과 팔꿈치 주변에

01

팔꿈치 마사지

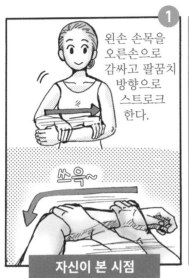

① 왼손 손목을 오른손으로 감싸고 팔꿈치 방향으로 스트로크 한다.

쓰윽~

자신이 본 시점

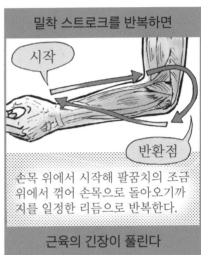

밀착 스트로크를 반복하면

시작

반환점

손목 위에서 시작해 팔꿈치의 조금 위에서 꺾어 손목으로 돌아오기까지를 일정한 리듬으로 반복한다.

근육의 긴장이 풀린다

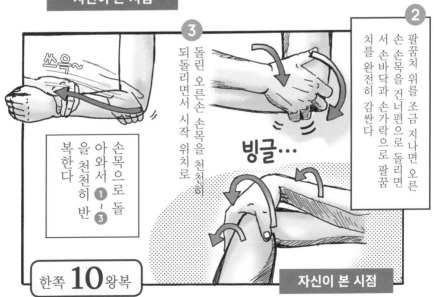

③ 돌린 오른손 손목을 천천히 되돌리면서 시작 위치로

쓰윽~

빙글...

② 팔꿈치 위를 조금 지나면 오른손 손목을 건너편으로 돌리면서 손바닥과 손가락으로 팔꿈치를 완전히 감싼다

손목으로 돌아와서 ①~③을 천천히 반복한다

한쪽 10 왕복

자신이 본 시점

02

뼈 가장자리 마사지

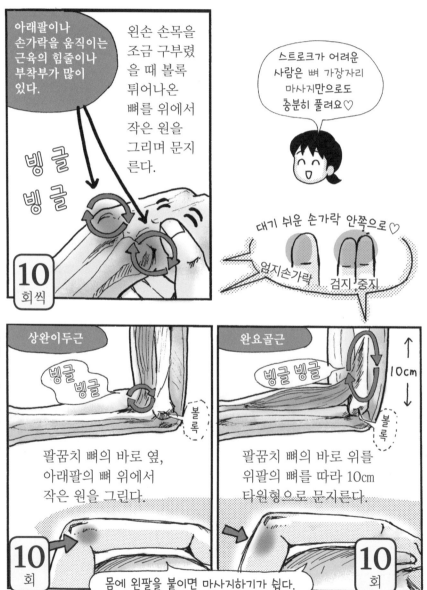

아래팔이나 손가락을 움직이는 근육의 힘줄이나 부착부가 많이 있다.

왼손 손목을 조금 구부렸을 때 볼록 튀어나온 뼈를 위에서 작은 원을 그리며 문지른다.

빙글빙글

10회씩

스트로크가 어려운 사람은 뼈 가장자리 마사지만으로도 충분히 풀려요 ♡

대기 쉬운 손가락 안쪽으로 ♡

엄지손가락   검지·중지

※반대쪽도 같은 방법으로

상완이두근

빙글빙글

볼록

팔꿈치 뼈의 바로 옆, 아래팔의 뼈 위에서 작은 원을 그린다.

10회

완요골근

빙글빙글

10cm

볼록

팔꿈치 뼈의 바로 위를 위팔의 뼈를 따라 10㎝ 타원형으로 문지른다.

10회

몸에 왼팔을 붙이면 마사지하기가 쉽다.

03

편도 스트로크 마사지

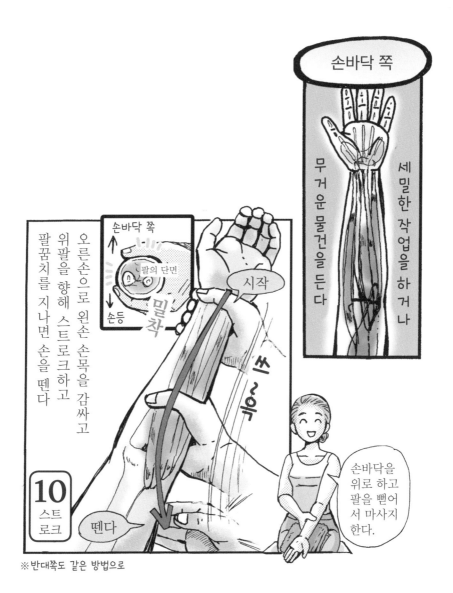

손바닥 쪽

세밀한 작업을 하거나

무거운 물건을 든다

손바닥 쪽

팔의 단면

밀착

손등

시작

욱~쭉

오른손으로 왼손 손목을 감싸고
위팔을 향해 스트로크하고
팔꿈치를 지나면 손을 뗀다

10
스트
로크

떼다

손바닥을
위로 하고
팔을 뻗어
서 마사지
한다.

※ 반대쪽도 같은 방법으로

04 팔꿈치의 안쪽 뼈 가장자리 마사지

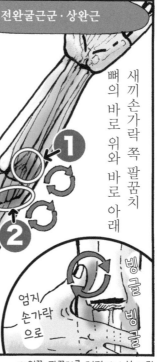

전완굴근군·상완근

새끼손가락 쪽 팔꿈치 뼈의 바로 위와 바로 아래

작은 원을 그리며 문지른다

① 1 과 ② 10 회씩

※반대쪽도 같은 방법으로

엄지 손가락 으로

빙글빙글

※왼쪽 팔꿈치를 정면에서 본 그림

05 손바닥의 건막 마사지

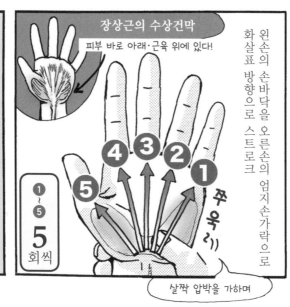

장상근의 수상건막

피부 바로 아래·근육 위에 있다!

왼손의 손바닥을 오른손의 엄지손가락으로 화살표 방향으로 스트로크

쭈욱

① ~ ⑤ 5 회씩

오른손도 같은 순서로 마사지한다

살짝 압박을 가하며

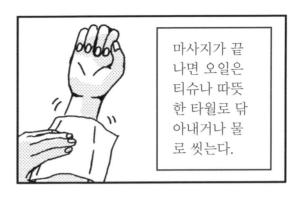

마사지가 끝나면 오일은 티슈나 따뜻한 타월로 닦아내거나 물로 씻는다.

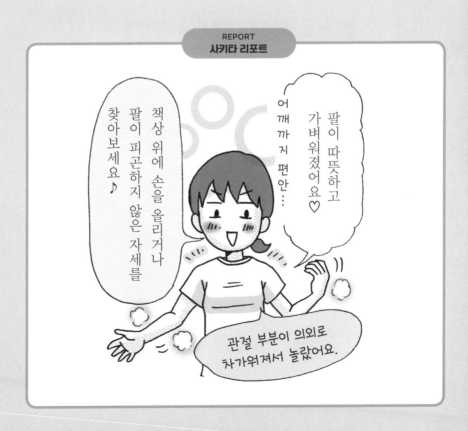

팔이 따뜻하고 가벼워졌어요 ♡

어깨까지 편안…

책상 위에 손을 올리거나 팔이 피곤하지 않은 자세를 찾아보세요 ♪

관절 부분이 의외로 차가워져서 놀랐어요.

내장 부조를 좋게 하고,
통증을 가볍게 한다

발바닥과 손의
반사구 마사지

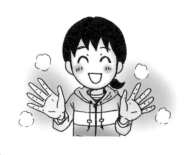

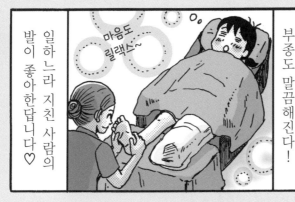

리플렉솔로지에 가면
발도 몸도 따뜻해지고
부종도 말끔해진다!

일하느라 지친 사람의
발이 좋아한답니다 ♡

마음도 릴랙스~

리플렉솔로지는
반사학을 기초로
하는 건강법

장기·신체 부위와 호응하는 반사구를
기초로 하여 건강 관리!

오른손 왼손
등뼈 심장 골반
뇌 간장 폐 위
두부 갑상선 어깨 폐 심장 소장 위 대장 좌골신경

손도 사람 모양의 배치가 된다!

발바닥이 대표적이지만
손이나 얼굴, 귀 등에도
반사구가 있다!

바로 발바닥의 반사구 지도를 확인해보자!

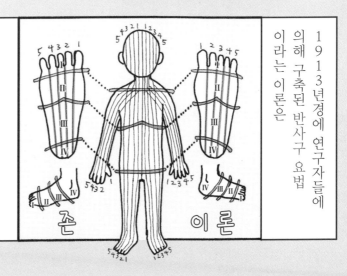

1913년경에 연구자들에
의해 구축된 반사구 요법
이라는 이론은

존 zone 이론이라고도
하고 세계 각국에서 즐겨 사
용되고 있다

존 이론

발바닥에 전신의 축소도가 있다!

발바닥의 반사구 MAP

왼발

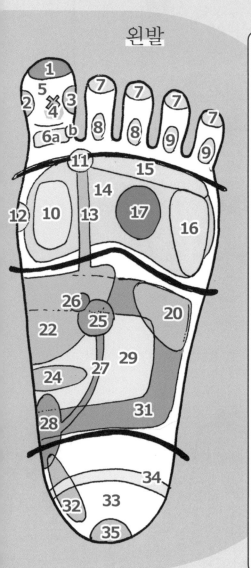

좌우 각각 대응하는 기관이 달라요!

1. 두정부
2. 시상하부
3. 송과체
4. 하수체
5. 두부
6. a후두부
　 b유양돌기
7. 부비강
8. 눈
9. 귀
10. 갑상선
11. 부갑상선
12. 흉선
13. 기관지
　 /식도
14. 폐
15. 어깨
16. 견갑골
17. 심장
18. 어깨 라인
19. 간장

20. 비장
21. 담낭
22. 위
23. 십이지장
24. 췌장
25. 신장
26. 부신
27. 요관
28. 방광
29. 소장
30. 회맹판
31. 대장
32. 자궁근
33. 골반강내
34. 좌골신경
35. 항문
36. 횡격막
　 라인
37. 힙 라인
×는 반사점
(작고 국소적인 구역)

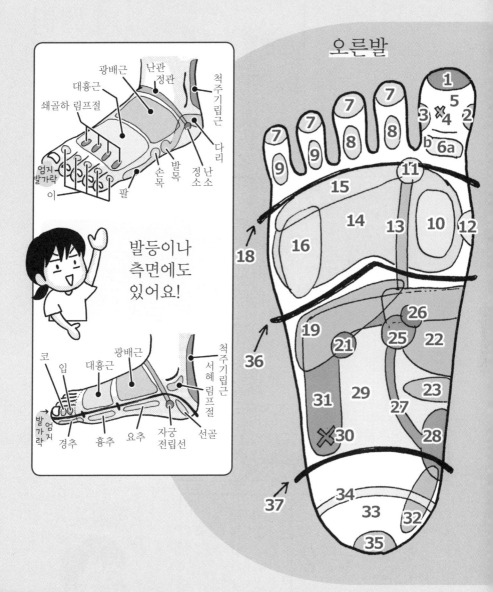

INTRODUCTION

응어리를 풀어주는 것만으로 내장 부조도 개선된다!?

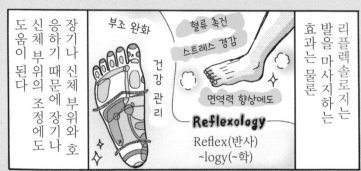

리플렉솔로지는 발을 마사지하는 효과는 물론

부조 완화

혈류 촉진

스트레스 경감

건강 관리

면역력 향상에도

Reflexology

Reflex(반사)
~logy(~학)

장기나 신체 부위와 호응하기 때문에 장기나 신체 부위의 조정에도 도움이 된다

해보자!

\CHECK!/

응어리(노폐물)가 만져지는 것은 부조의 신호

118~119페이지의 그림을 보면서 엄지손가락의 안쪽으로 가볍게 눌러보았을 때

딱딱

조금 아프다

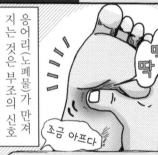

반사구의 부조 체크!

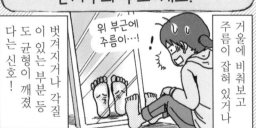

벗겨지거나 각질이 있는 부분 등도 균형이 깨졌다는 신호!

위 부근에 주름이…!

거울에 비춰보고 주름이 잡혀 있거나

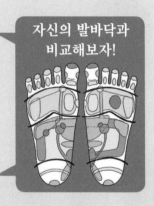

자신의 발바닥과 비교해보자!

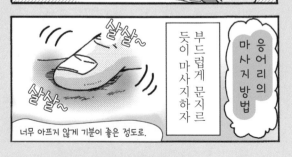

응어리의 마사지 방법

부드럽게 문지르듯이 마사지하자

살살~ 살살~

너무 아프지 않게 기분이 좋은 정도로.

'숨을 내쉬면서 10초 동안 누르는' 동작을 반복하는 방법도 OK!

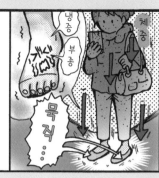

발바닥은 모든 체중을 받고

차가워지거나 붓는 등 부담이 많은 신체 부위다

열심히 일하고 있는 발바닥이지만 좀처럼 자기 혼자서는 제대로 케어할 기회도 없다.

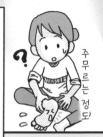

그래도 마사지를 하고 나면 따끈따끈하고 몸도 따뜻해지는 것을 느낀다

주무르는 정도

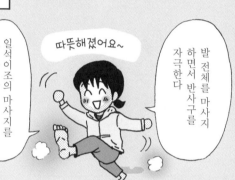

일석이조의 마사지를 소개합니다!

따뜻해졌어요~

발 전체를 마사지하면서 반사구를 자극한다

댁에서도 꼭 발 케어를

리플렉솔로지스트인 이치노 사오리 씨를 취재했다!

※이치노 씨의 프로필은 151페이지

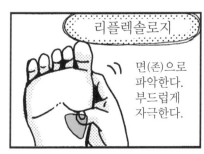 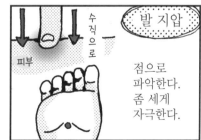

※이치노 씨의 프로필은 151페이지

COLUMN
마사지 칼럼

대강! 발 지압과 리플렉솔로지의 차이

리플렉솔로지

면(존)으로 파악한다. 부드럽게 자극한다.

발 지압

수직으로

피부

점으로 파악한다. 좀 세게 자극한다.

※발 지압은 동양의학의 개념이다.

붓기를 가라앉히고, 위장을 활성화한다

발바닥의 반사구 마사지

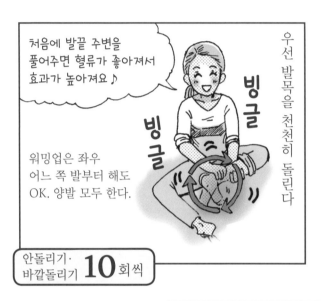

START

시작하기에 앞서

우선 발목을 천천히 돌린다

처음에 발끝 주변을 풀어주면 혈류가 좋아져서 효과가 높아져요 ♪

위밍업은 좌우 어느 쪽 발부터 해도 OK. 양발 모두 한다.

안돌리기·바깥돌리기 **10**회씩

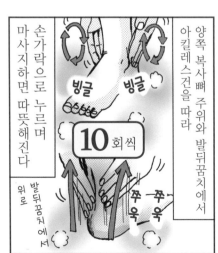

손가락으로 누르며 마사지하면 따뜻해진다

양쪽 복사뼈 주위와 발뒤꿈치에서 아킬레스건을 따라

빙글 빙글

10회씩

발뒤꿈치에서 위로

쭈욱 쭈욱

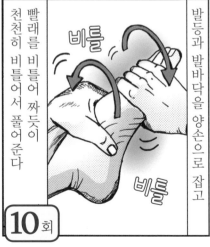

발등과 발바닥을 양손으로 잡고

빨래를 비틀어 짜듯이 천천히 비틀어서 풀어준다

비틀

비틀

10회

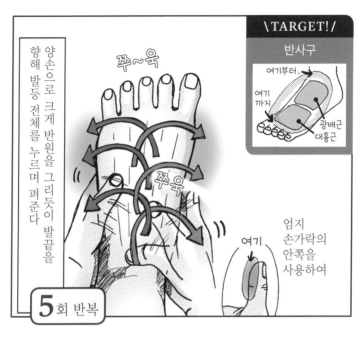

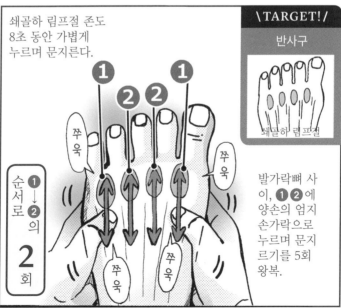

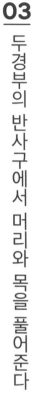

03 두경부의 반사구에서 머리와 목을 풀어준다

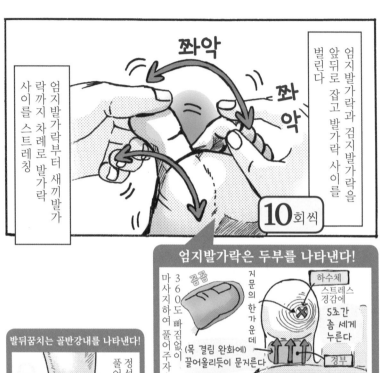

엄지발가락과 검지발가락을 앞뒤로 잡고 발가락 사이를 벌린다

쫘악

쫘악

엄지발가락부터 새끼발가락까지 차례로 발가락 사이를 스트레칭

10회씩

엄지발가락은 두부를 나타낸다!

지문의 한가운데

꾹꾹

360도 빠짐없이 마사지하여 풀어주자!

(목 결림 완화에) 끌어올리듯이 문지른다

하수체

스트레스 경감에 **5초간** 좀 세게 누른다

❌

경부

스트레스·두통·불면에

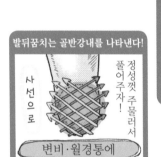

발뒤꿈치는 골반강내를 나타낸다!

사선으로

정성껏 주물러서 풀어주자!

변비·월경통에

04 딱딱한 곳을 찾는다

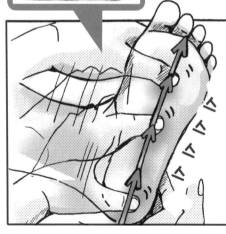

하기 편한 쪽 손의 엄지손가락 안쪽으로 화살표 방향으로 가볍게 누르면서 문지른다

\ TARGET! /

발바닥 스캔으로 워밍업

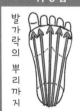

발가락의 뿌리까지

발뒤꿈치의 끝에서

엄지손가락으로 발바닥 전체를 만져가며 응어리를 찾아본다.

05 내장 전체를 활성화한다

주먹을 쥐고 타깃 부분을 빠짐없이 눌러서 풀어준다

\TARGET!/

내장 전체

내장 활성화에

꾸욱

이곳을 괄사처럼 사용한다

06 위의 반사구에서 기능을 조절한다

위의 반사구 존을 엄지손가락으로 천천히 눌러서 풀어준다

※ 01에서 06까지 한쪽 발이 완전히 끝나면 다른 쪽 발도 같은 방법으로 한다

\TARGET!/

위

위의 부조에

쭈욱

쭈욱

①②③의 순서로 **2**세트

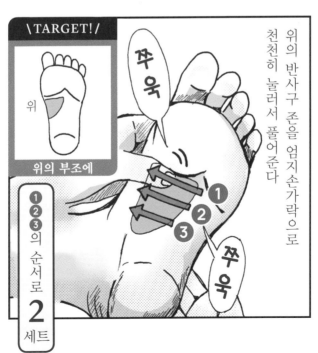

07

장의 반사구 마사지로 변비 개선

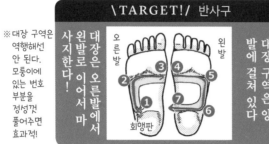

※ 대장 구역은 역행해선 안 된다. 모퉁이에 있는 번호 부분을 정성껏 풀어주면 효과적!

대장은 오른발에서 왼발로 이어서 마사지한다!

\TARGET!/ 반사구

오른발   왼발

회행판

대장 구역은 양발에 걸쳐 있다

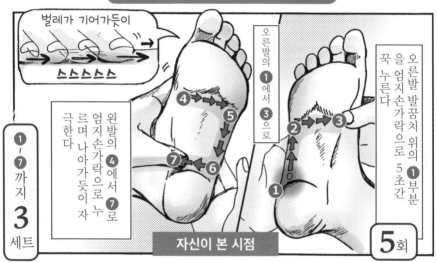

벌레가 기어가듯이

스스스스스

❶~❼까지 3세트

왼발의 ❹에서 ❼로 엄지손가락으로 누르며 나아가듯이 자극한다

오른발의 ❶에서 ❸으로

오른발 발꿈치 위의 ❶ 부분을 엄지손가락으로 5초간 꾹 누른다

자신이 본 시점

5회

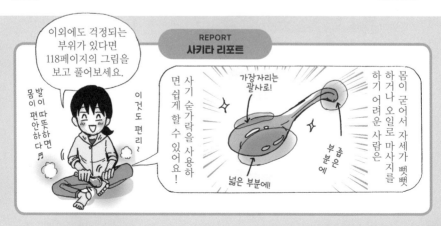

이외에도 걱정되는 부위가 있다면 118페이지의 그림을 보고 풀어보세요.

REPORT
사키타 리포트

몸이 편안하다면 발이 따뜻하다

이것도 편리~

사기 순가락을 사용하면 쉽게 할 수 있어요!

가장자리는 괄사로!

넓은 부분에!

좁은 부분에

몸이 굳어서 자세가 뻣뻣하거나 오일로 마사지를 하기 어려운 사람은

손에도 전신의 반사구가 있다!
가볍게 할 수 있는 것이 장점

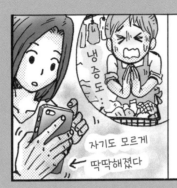

손가락이나 손등은 스마트폰이나 PC, 마우스의 지나친 사용으로 고장 나기 쉬운 부위다.

자기도 모르게

← 딱딱해졌다

냉증도...

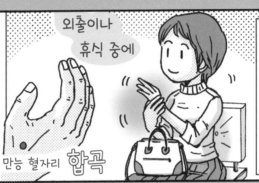

외출이나 휴식 중에

혈자리도 병용한 케어 방법으로 가볍게 풀어주자

만능 혈자리 합곡

손 마사지는 어디에서나 할 수 있는 것이 좋은 점이다!

※혈자리는 동양의학의 개념

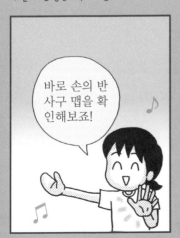

바로 손의 반사구 맵을 확인해보죠!

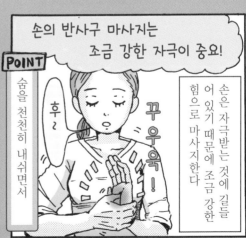

손의 반사구 마사지는 조금 강한 자극이 중요!

POINT

숨을 천천히 내쉬면서

후~

꾸우욱!

손은 자극받는 것에 길들어 있기 때문에 조금 강한 힘으로 마사지한다

상반신 고민에 쉽게 접근한다

손의 반사구 MAP

손바닥 쪽

내장과 관련된 구역이 많다

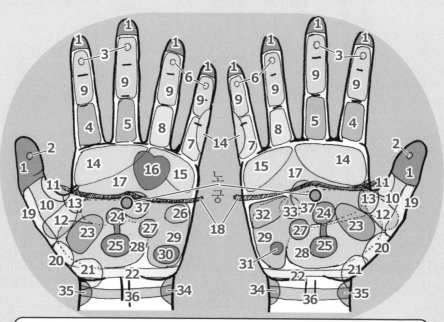

19 경추	18 횡경막 라인	17 폐	16 심장	15 견갑골	14 어깨	13 림프절	12 갑상선	11 목구멍	10 목	9 부비강	8 삼반시관	7 청력	6 귀	5 시력	4 안구	3 눈	2 하수체	1 머리

37 태양신경총	36 난관·생식기	35 자궁·전립선	34 난소·정소	33 담낭	32 간장	31 회맹판	30 직장	29 대장	28 소장	27 췌장	26 비장	25 방광	24 신장	23 위	22 요추	21 선골	20 흉추

손바닥 쪽

손등 쪽

등, 어깨 등 신체 부위와 관련된 구역이 많다

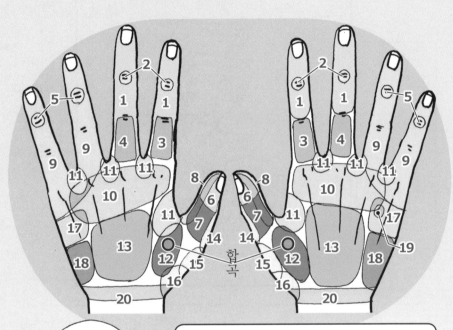

"파란 점의 합곡과 노궁은 혈자리예요. 같이 자극하면 효과적입니다!"

합곡
어깨결림·염증·통증 등에

노궁
스트레스에

혈자리는 동양의학의 개념이다.

1	2	3	4	5	6	7	8	9	10
얼굴	눈	안구	시력	귀	코	입	삼차·안면신경	어깨	등

손등 쪽

11	12	13	14	15	16	17	18	19	20
상반신 림프절	흉부	복근	경추	흉추	선골	팔	다리	담낭	고관절·하반신 림프절

어깨나 등의 땅김, 코막힘, 긴장을 해소

손의 반사구 마사지

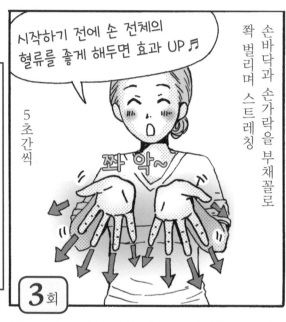

START

시작하기에 앞서

손바닥과 손가락을 부채꼴로 쫙 벌리며 스트레칭

시작하기 전에 손 전체의 혈류를 좋게 해두면 효과 UP♬

5초간씩

좌악~

아래의 워밍업은 좌우 어느 쪽 손부터 시작해도 O.K. 양손 모두 한다

3회

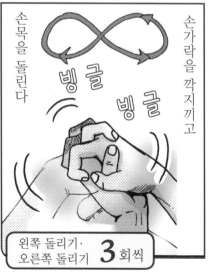

손가락을 깍지끼고

손목을 돌린다

빙글 빙글

왼쪽 돌리기 · 오른쪽 돌리기 3회씩

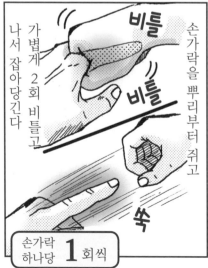

손가락을 뿌리부터 쥐고

가볍게 2회 비틀고 나서 잡아당긴다

비틀 비틀

쏙

손가락 하나당 1회씩

01 상반신을 풀어준다

원을 그리듯이

마지막에 피부를 잡아당긴다

※반대쪽도 같은 방법으로

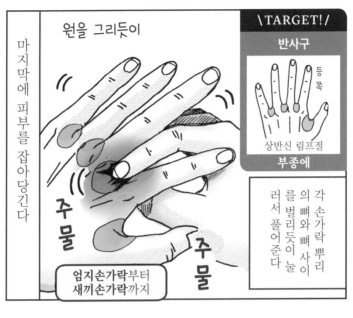

\TARGET!/

반사구

등쪽

상반신 림프절

부종에

각 손가락 뿌리의 뼈와 뼈 사이를 벌리듯이 눌러서 풀어준다

주물

주물

엄지손가락부터 새끼손가락까지

02 만능 혈자리에서 혈류를 좋게 한다

찌르르한 감각이 손 전체에 느껴질 정도로!

숨을 내쉬면서 8초간 자극

꾹

\TARGET!/

혈자리

여기

합곡

만능 혈자리!

혈류 증가·어깨 결림 염증·통증 등에

엄지손가락과 검지손가락 사이의 물갈퀴 끝을 엄지손가락으로 누르고

검지손가락의 중수골을 누르듯이.

좌우 **3**회씩

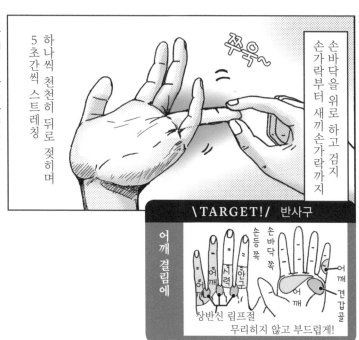

03

손가락의 뿌리를 마사지하여 어깨 주변을 풀어준다

손바닥을 위로 하고 검지 손가락부터 새끼손가락까지

하나씩 천천히 뒤로 젖히며 5초간씩 스트레칭

※ 반대쪽도 같은 방법으로

쭈욱~

\TARGET!/ 반사구

어깨 결림에

손등 쪽 · 손바닥 쪽

어깨 · 견갑골
어깨

시력 · 어깨 · 어깨

상반신 림프절

무리하지 않고 부드럽게!

\TARGET!/ 반사구

새우등 자세의 등과 배를 풀어준다

등

복근

손등 쪽

04

손등을 마사지하여 상반신을 풀어준다

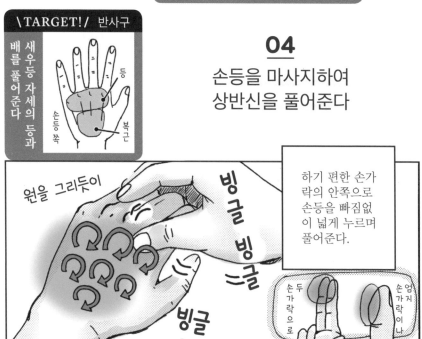

원을 그리듯이

빙글 빙글 빙글

빙글

하기 편한 손가락의 안쪽으로 손등을 빠짐없이 넓게 누르며 풀어준다.

손 두 손가락으로

손 엄지손가락이나

05 │ 코의 반사구에서 코막힘을 개선

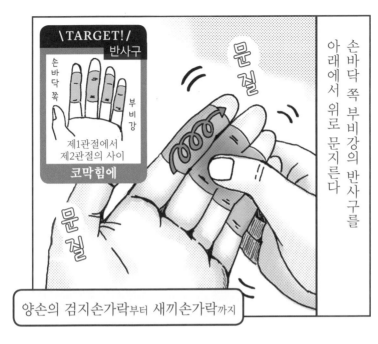

손바닥 쪽 부비강의 반사구를 아래에서 위로 문지른다

\TARGET!/ 반사구

손바닥 쪽

부비강

제1관절에서 제2관절의 사이

코막힘에

문질

문질

양손의 검지손가락부터 새끼손가락까지

06 │ 횡격막의 라인에서 호흡을 깊게

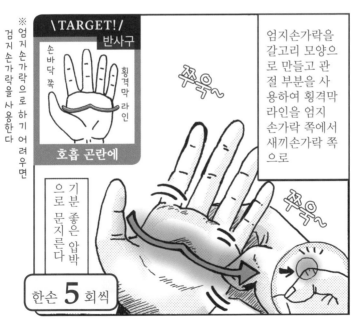

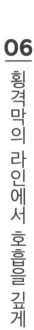

엄지손가락을 갈고리 모양으로 만들고 관절 부분을 사용하여 횡격막 라인을 엄지손가락 쪽에서 새끼손가락 쪽으로

\TARGET!/ 반사구

손바닥 쪽

횡격막 라인

호흡 곤란에

※ 엄지손가락으로 하기 어려우면 검지손가락을 사용한다

기분 좋은 압박으로 문지른다

쭈욱~

쭈욱~

한손 5 회씩

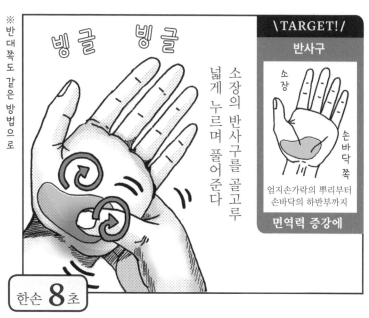

07 소장의 반사구에서 장을 활성화한다

\TARGET!/
반사구

소장

손바닥 쪽

엄지손가락의 뿌리부터
손바닥의 하반부까지

면역력 증강에

소장의 반사구를 골고루
넓게 누르며 풀어 준다

빙글 빙글

※반대쪽도 같은 방법으로

한손 **8**초

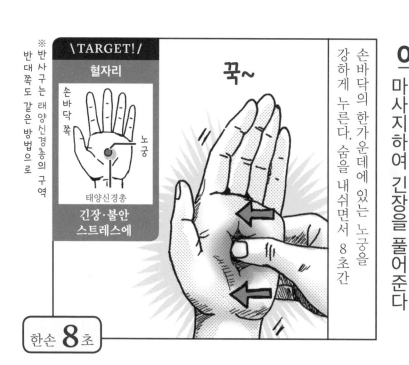

08 스트레스로 딱딱해지는 혈자리를 마사지하여 긴장을 풀어 준다

\TARGET!/
혈자리

손바닥 쪽

노궁

태양신경총

**긴장·불안
스트레스에**

손바닥의 한가운데에 있는 노궁을
강하게 누른다. 숨을 내쉬면서 8초간

꾹~

※반사구는 태양신경총의 구역
반대쪽도 같은 방법으로

한손 **8**초

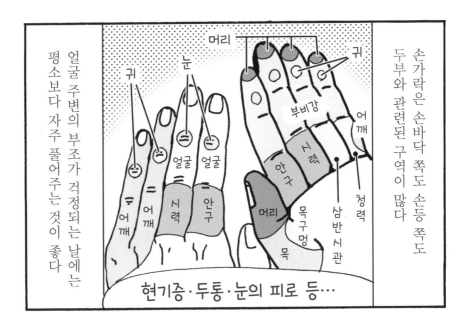

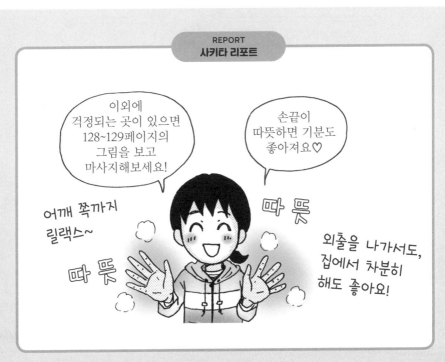

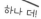

하나 더!

편두통 · 스트레스에 '손가락 끝 반사구 마사지'

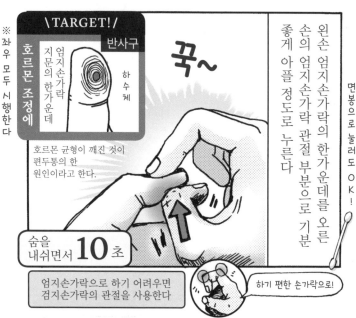

※ 좌우 모두 시행한다

\TARGET!/

호르몬 조정에

반사구

엄지손가락 지문의 한가운데

하수체

호르몬 균형이 깨진 것이 편두통의 한 원인이라고 한다.

꾹~

왼손 엄지손가락의 한가운데를 오른손의 엄지손가락 관절 부분으로 기분 좋게 아플 정도로 누른다

면봉으로 눌러도 OK!

숨을 내쉬면서 **10** 초

엄지손가락으로 하기 어려우면 검지손가락의 관절을 사용한다

하기 편한 손가락으로!

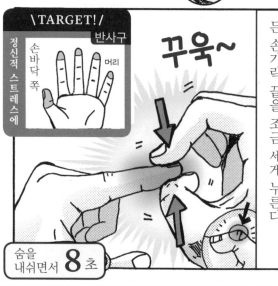

※ 다섯 손가락 전부, 좌우 모두 시행한다

\TARGET!/

정신적 스트레스에

반사구

손바닥 쪽

머리

꾸욱~

오른손 엄지손가락을 갈고리 모양으로 만들어 관절을 사용하면서 왼손의 모든 손가락 끝을 조금 세게 누른다

숨을 내쉬면서 **8** 초

136

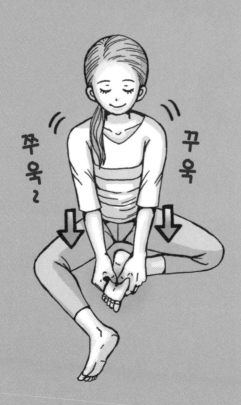

제 **10** 장

불안이 사라지고
자기 긍정감이 올라간다

얼굴, 가슴, 두피의
터치 마사지

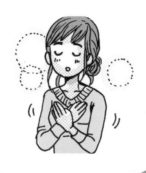

'부드럽게 만져주면' 멘탈을 케어할 수 있다

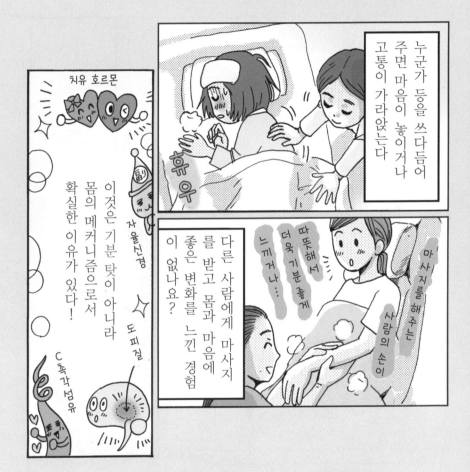

누군가 등을 쓰다듬어 주면 마음이 놓이거나 고통이 가라앉는다

치유 호르몬

이것은 기분 탓이 아니라 몸의 메커니즘으로서 확실한 이유가 있다!

자율신경

도파민

C촉각 섬유

다른 사람에게 마사지를 받고 몸과 마음에 좋은 변화를 느낀 경험이 없나요?

마사지를 해주는 사람의 손이

따뜻해서 더욱 기분 좋게 느끼거나...

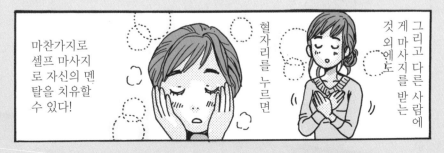

마찬가지로 셀프 마사지로 자신의 멘탈을 치유할 수 있다!

혈자리를 누르면

그리고 다른 사람에게 마사지를 받는 것 외에도

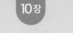

부드러운 터치로 치유 호르몬이 나온다!

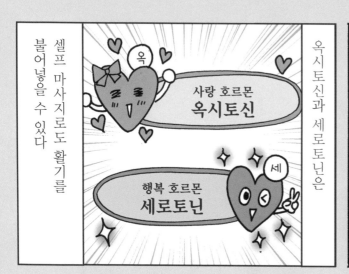

셀프 마사지로도 활기를 불어넣을 수 있다

옥시토신과 세로토닌은

사랑 호르몬
옥시토신

행복 호르몬
세로토닌

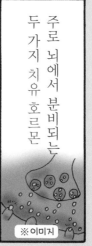

주로 뇌에서 분비되는 두 가지 치유 호르몬

※이미지

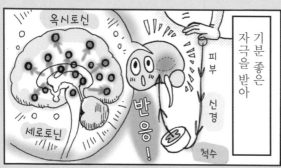

옥시토신

세로토닌

기분 좋은 자극을 받아

피부 신경 척수

반응!

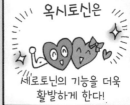

옥시토신은 사랑을 느낄 때나 감동할 때도 나오지만 일상적인 수단이라면 마사지도 권유한다.

옥시토신은

세로토닌의 기능을 더욱 활발하게 한다!

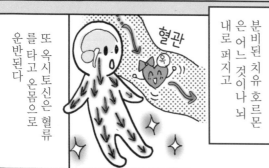

혈관

옥

분비된 치유 호르몬은 어느 것이나 뇌 내로 퍼지고

또 옥시토신은 혈류를 타고 온몸으로 운반된다

※ 'C촉각섬유'는 제1장 참고

세로토닌은 어떤 것인가?

도대체 옥시토신과

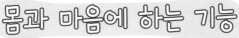

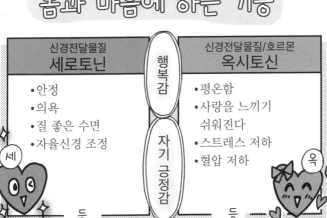

몸과 마음에 하는 기능

신경전달물질 세로토닌	행복감 자기 긍정감	신경전달물질/호르몬 옥시토신
•안정 •의욕 •질 좋은 수면 •자율신경 조정 세 등		•평온함 •사랑을 느끼기 쉬워진다 •스트레스 저하 •혈압 저하 옥 등

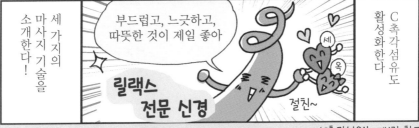

세 가지의 마사지 기술을 소개한다!

부드럽고, 느긋하고, 따뜻한 것이 제일 좋아

릴랙스 전문 신경

절친~

C 촉각섬유도 활성화한다

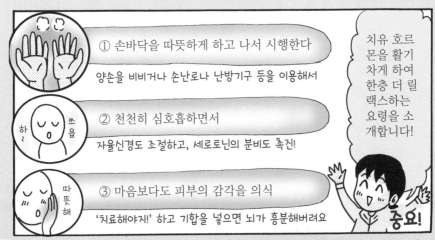

치유 호르몬을 활기차게 하여 한층 더 릴랙스하는 요령을 소개합니다!

① 손바닥을 따뜻하게 하고 나서 시행한다

양손을 비비거나 손난로나 난방기구 등을 이용해서

② 천천히 심호흡하면서

하 쓰읍

자율신경도 조절하고, 세로토닌의 분비도 촉진!

③ 마음보다도 피부의 감각을 의식

따뜻해

'치료해야지!' 하고 기합을 넣으면 뇌가 흥분해버려요

중요!

마음이 안정된다

얼굴 터치로 릴랙스
얼굴 터치 마사지

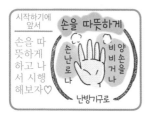

시작하기에 앞서

손을 따뜻하게 하고 나서 시행해보자♡

01

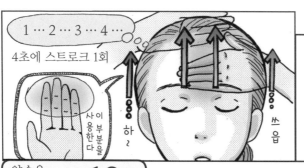

1 … 2 … 3 … 4 …

4초에 스트로크 1회

이 부분을 사용한다

하〜

쓰읍

양손을 사용하여 합계 **10** 회

미간에서 머리카락이 나기 시작하는 곳까지 천천히 부드럽게 쓸어올린다.

02

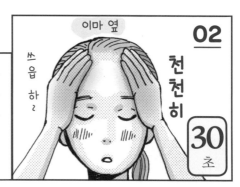

이마 옆

쓰읍
하〜

천천히

30 초

손바닥 전체로 살포시 덮고 피부와 닿은 부분을 따뜻하게 하면서 천천히 심호흡.

03

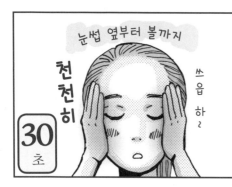

눈썹 옆부터 볼까지

천천히

쓰읍
하〜

30 초

손바닥 전체로 살포시 덮고 피부와 닿은 부분을 따뜻하게 하면서 천천히 심호흡.

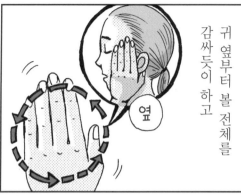

귀 옆부터 볼 전체를 감싸듯이 하고

옆

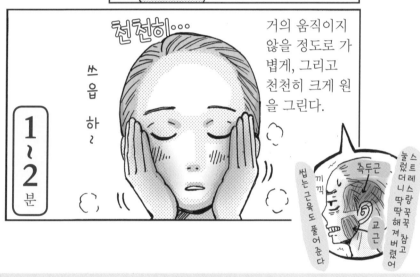

천천히…

쓰읍 하~

1~2분

거의 움직이지 않을 정도로 가볍게, 그리고 천천히 크게 원을 그린다.

씹는 근육도 풀어 준다

끼긱

스트레스랑 꾹꾹 참고 눌렀더니 딱딱해져버렸어

측두근

교근

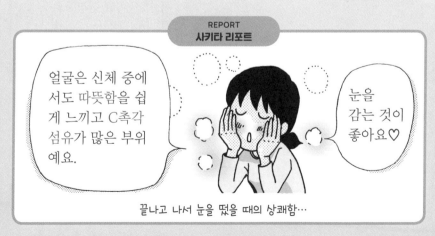

REPORT
사키타 리포트

얼굴은 신체 중에서도 따뜻함을 쉽게 느끼고 C촉각 섬유가 많은 부위예요.

눈을 감는 것이 좋아요♡

끝나고 나서 눈을 떴을 때의 상쾌함…

자기 긍정감을 높인다

어느 쪽이든 OK♪!

가슴&넓적다리의 부드러운 원 그리기 마사지

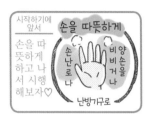

시작하기에 앞서

손을 따뜻하게

손을 따뜻하게 하고 나서 시행해보자♡

손난로나

양손을 비비거나

난방기구로

\ TARGET! /

가슴

의 경우

쇄골 아래에서 유방 위 일대

손을 따뜻하게 해요

가슴 위를 부드럽게 문질러주면 마음이 안정되는 효과가 있어요♡

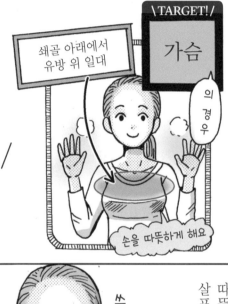

따뜻해진 양손을 포개서 살포시 가슴 위에 얹고

천천히...

쓰읍~

하~

천천히 부드럽고 크게 원을 그리면서

심호흡

빙글...

빙글...

2~3분

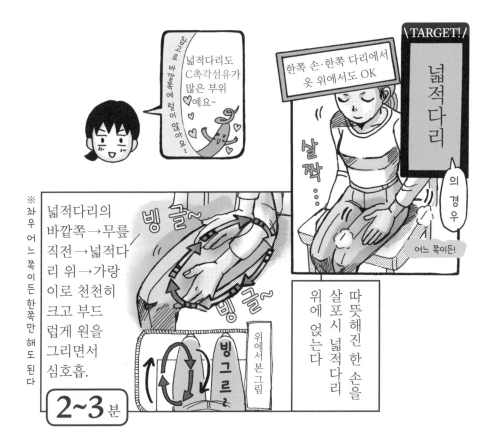

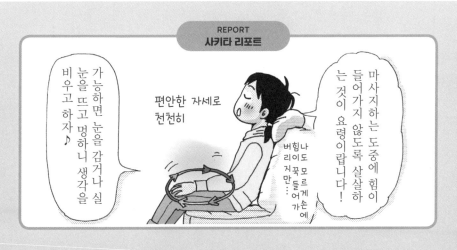

\TARGET!/

넓적다리

의 경우

어느 쪽이든!

한쪽 손·한쪽 다리에서 옷 위에서도 OK

살짝...

넓적다리도 C촉각섬유가 많은 부위예요~♡♡

따뜻해진 한 손을 살포시 넓적다리 위에 얹는다

넓적다리의 바깥쪽→무릎 직전→넓적다리 위→가랑이로 천천히 크고 부드럽게 원을 그리면서 심호흡.

※좌우 어느 쪽이든 한쪽만 해도 된다

빙글~ 빙글~

위에서 본 그림

빙그르~

2~3분

REPORT
사키타 리포트

마사지하는 도중에 힘이 들어가지 않도록 살살하는 것이 요령이랍니다!

편안한 자세로 천천히

버릇나리이도 지꿈모르게 가손에 들어가지만...

가능하면 눈을 감거나 실눈을 뜨고 멍하니 생각을 비우고 하자♪

PRACTICE

궁극의 릴랙스! 푹 잘 수 있다

따뜻한 두피 터치 마사지

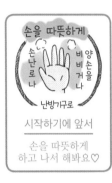

손을 따뜻하게

손난로나 | 양손을 비비거나

난방기구로

시작하기에 앞서

손을 따뜻하게
하고 나서 해봐요♡

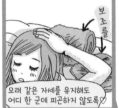

손이나 팔에 힘
이 들어갈 때는
손 아래에 타월
등을 깔아서 조
절하자.

보조를

오래 같은 자세를 유지해도
어디 한 군데 피곤하지 않도록♡

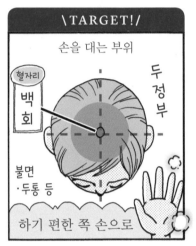

\TARGET!/

손을 대는 부위

혈자리
백회

두정부

불면
·두통 등

하기 편한 쪽 손으로

01

누워서 머리에 손을 얹고 피곤하지
않은 자세로 세팅

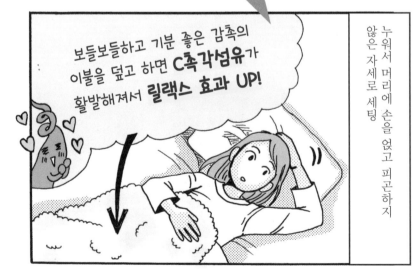

보들보들하고 기분 좋은 감촉의
이불을 덮고 하면 **C촉각섬유**가
활발해져서 **릴랙스 효과 UP!**

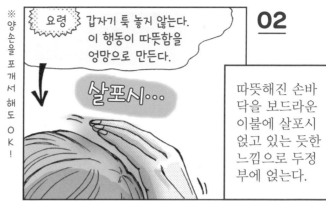

02

※ 양손을 포개서 해도 OK!

요령 갑자기 툭 놓지 않는다. 이 행동이 따뜻함을 엉망으로 만든다.

살포시···

따뜻해진 손바닥을 보드라운 이불에 살포시 얹고 있는 듯한 느낌으로 두정부에 얹는다.

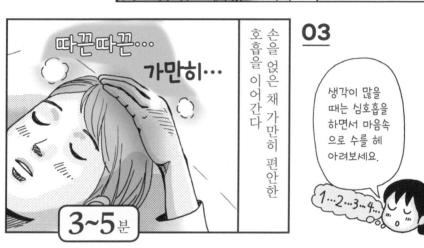

03

호흡을 이어간다 손을 얹은 채 가만히 편안한

따끈따끈···

가만히···

3~5분

생각이 많을 때는 심호흡을 하면서 마음속으로 수를 헤아려보세요.

1···2···3···4···

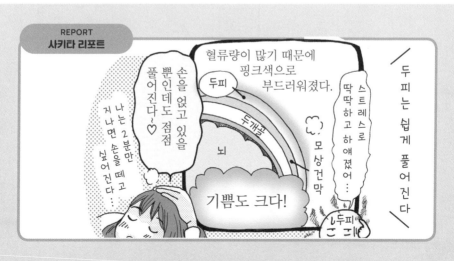

REPORT
사키타 리포트

혈류량이 많기 때문에 핑크색으로 부드러워졌다.

두피

두개골

뇌

손을 얹고 있을 뿐인데도 점점 풀어진다~♡

나는 2분만 지나면 손을 떼고 싶어진다···

스트레스로 딱딱하고 하얘졌어···

모상건막

두피는 쉽게 풀어진다

기쁨도 크다!

두피

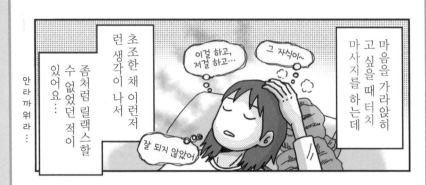

마음을 가라앉히고 싶을 때는 터치 마사지를 하는데

그 자식이~

이걸 하고, 저걸 하고...

초조한 채 이런저런 생각이 나서

잘 되지 않았어

좀처럼 릴랙스할 수 없었던 적이 있어요…

안타까워라…

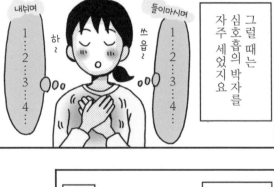

그럴 때는 심호흡의 박자를 자주 세었지요

들이마시며

1……2……3……4……

내쉬며

1……2……3……4……

쓰읍~

하~

걱정되던 일이 박자를 세자 잊혀서 감촉과 따뜻함 쪽에 의식을 모으기가 쉬워진답니다 ♪

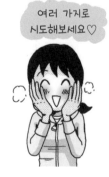

여러 가지로 시도해보세요 ♡

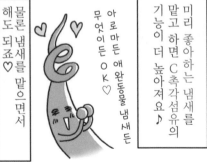

미리 좋아하는 냄새를 맡고 하면 C촉각섬유의 기능이 더 높아져요 ♪

아로마든 애완동물 냄새든 무엇이든 OK

해물론 되냄새를 맡으면서

　남녀노소를 불문하고 많은 분이 하고 있다는 마사지의 쉽고, 누구에게나 열려 있다는 점을 매우 좋아합니다.

　이 책에서 마음에 드는 마사지 기술을 찾아내셨기를 진심으로 바랍니다.

　좋아하는 것끼리 조합해봐도 되겠죠. 반드시 자신의 몸과 마음을 릴랙스하는 시간으로 활용하시길 바랍니다.

　마사지 방법을 익혔다면 팔이나 손, 발끝 등 안전한 부위를 골라 가족이나 지인에게 마사지해주면 좋아할지도 모릅니다.

　또 건강이 걱정되는 분은 곳곳에 게재된 '주의 사항'을 읽어주십시오. 만약 마사지 도중에 불안감이나 강한 통증을 느꼈다면 무리하지 말고 멈춰주세요.

　마지막으로 이 책을 펴내는 데 많은 도움을 주신 감수자 선생님들을 비롯한 여러분께 진심으로 감사의 말씀을 드립니다.

　정말 감사합니다!

사키타 미나

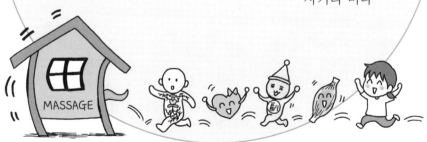

셀프 마사지 감수자 프로필
MASSAGE MASTERS

몸과 마음을 풀어주는 셀프 마사지의 주옥같은 기술을
아낌없이 가르쳐주신 선생님들을 소개합니다!

터치 케어 연구의 제1인자
야마구치 하지메 山口創

| 제1장 가슴 마사지
| 제10장 터치 마사지

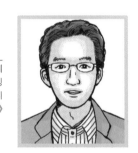

오비린 대학 리버럴 아츠 학군 교수, 임상발달심리사. 1967년, 시즈오카 현 출생, 와세다 대학 대학원 인간과학연구과 박사과정 수료. 전공은 임상심리학·신체심리학. 터칭의 효과나 옥시토신에 관해 연구한다. 《손의 치유력》《인간은 피부부터 치유된다》(이상, 소시샤), 《피부 감각의 불가사의》(고단샤 블루박스) 《신체의 무의식적인 치유력》(사쿠라샤) 등 저서 다수.

아름다움을 부활시키는 신의 손
무라키 히로이 村木宏衣

| 제2장 머리 마사지
| 제7장 등 마사지

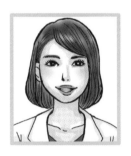

안티에이징 디자이너. 1969년 도쿄도 출생. 에스테틱 살롱, 정체원, 미용 의료 클리닉 근무를 거쳐, '무라키 식 근막이완요법' 방법을 확립. 작은 얼굴, 리프트업, 부종, 보디 메이크 등, 여성의 자세, 피부, 모발을 기초부터 재건하는 방법으로 언론의 주목을 받았다. 국내외에서 살롱워크 외에 개인 근막이완요법 지도, 강연 활동 등을 하고 있다. 저서로 《평생 노화를 모르고 지금 바로 젊음을 되찾는 근막이완요법·얼굴과 몸 대전》 《10초 만에 얼굴을 리프트업하는 기적의 머리 마사지》(슈후노토모샤) 등.

Instagram @hiroi_muraki   **You Tube** 안티에이징 디자이너 무라키 히로이의 근막이완요법 TV

에스태와 침구를 융합시킨 미용 침구사
미쓰모토 아케미 光本朱美

| 제4장 얼굴 마사지

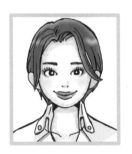

미용 침구 살롱 해리지엔느 대표. 19세 때 프랑스로 가서 에스테틱의 국제 자격 CIDESCO, CAP(프랑스 국제 자격)을 취득, 또 침구사의 국가 자격을 취득하고 2012년, 도쿄 오모테산도에 '해리지엔느'를 설립, 에스테틱과 미용 침을 융합시킨 근육 어프로치로 얼굴을 정돈하는 독자 기술이 높은 평가를 받고 있다. 현재는 국내 7개 점포, 해외 27개소에 기술 제공을 하고 있다. 저서로 《기적의 방법 1일 5분! 얼굴이 리프트업 되는 지침》(슈후노토모샤)

해리지엔느 https://harisienne.com/

전문지식을 바탕으로 심부 림프절 개방 방법을 개발

야쿠 루미코夜久ルミ子 | 제5장 심부 림프절 마사지

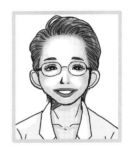

RUBYZ 고문, 심부 림프 협회 이사장, WATCH 리바이브 협회 대표이사. 약제사, 침구·안마 마사지 지압사, 에스테·아로마 등의 인정 강사 자격 등 20개 이상의 자격증을 취득하고 테라피스트 아카데미 RUBYZ를 설립. 그 후 서양의학과 동양의학, 뇌과학과 심리학을 응용하여 심신의 스트레스 케어와 미용을 양립시킨 디톡스 방법 '심부 림프절 개방'을 개발했다. 저서로 《다이어트 스위치를 누르면 놀라울 정도로 가늘어지는 심부 림프 개방 마사지》(세이토샤) 등.

RUBYZ https://rubiz.jp/   **심부 림프 협회** https://deeplymph.jp/

장과 '대화'하는 테라피스트

사이토 사나에斎藤早苗 | 제6장 장 마사지

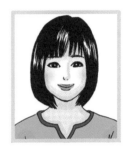

장내 세정 테라피스트. 간호사로 대학병원 등에서 근무 후, 2000년에 미국에서 장내 세정의 연수를 받고 개업 자격(미국)을 취득. 변비나 불룩한 배 때문에 고민하는 여성에게 장내 세정을 시술하면서 장의 헬스 케어 지도를 하고 있다. 현재, 쓰시마 루리코 여성 라이프 클리닉 긴자(도쿄 주오 구)에서 장내 세정 테라피를 시행함과 동시에 세미나와 강연회도 열고 있다. 저서로 《아름다운 장 다이어트》(슈후토세이카쓰샤) 《장을 깨끗하게 하는 장부터 다이어트》(닛케이BP) 등이 있다.

장내 세정 클리닉 https://www.腸内洗淨クリニック.com/

You Tube 숙변·변비해소! 장내 세정   **Instagram** @saito.sanae

해부학에 근거한 오일 트리트먼트의 전도사

오자와 도모코小澤智子 | 제8장 오일 마사지

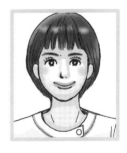

이펙티브 터치 스쿨 교장. 2007년에 독자적인 오일 트리트먼트 방법 '이펙티브 터치 테크닉'을 개발. 해부학에 근거한 소프트한 터치와 아로마 테라피를 융합시킨 기술에 의한 살롱에서의 시술과 테라피스트 육성을 위한 스쿨을 운영한다. 영국 IFA 인정 아로마 테라피스트, 일본 심리학회 인정 심리사. 저서로 《경찰법의 교과서~해부학에 근거한 부드러운 경찰법으로 '놀라운' 효과!》(BAB 재팬) 등

이펙티브 터치 https://effective-touch.com/

가구라자카 아로마 테라피 스쿨 이펙티브 터치 https://therapure.jp/

'신체 지도'를 근거로 몸과 마음을 조절한다

이치노 사오리市野さおり | 제9장 반사구 마사지

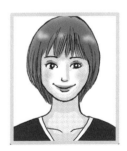

간호사, 영국 ITEC 인정 리플렉솔로지스트/아로마 테라피스트. 자위대 중앙병원에서 근무 후 아로마 테라피와 리플렉솔로지의 자격증을 활용하여 융합의료 간호사로 활동. 현재 콘피안자세키 침구원에서 보디 케어를 하면서 '발을 통한 셀프 케어'와 관련된 활동을 하고 있다. 《부조와 미용의 신체 지도》(닛케이BP), 《발바닥 분비 리플렉솔로지 유능한 테라피스트는 문지르지 않아도 발바닥에서 모든 것을 간파한다!》(BAB 재팬) 외 저서 다수. 미국 SWIHA 승인 Toe Teachers.

콘피안자세키 침구원 https://confianzas.com/

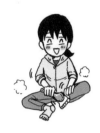

내 몸의 피로는 내 손으로 푼다!

셀프 마사지

1 판 1 쇄 인쇄 2023 년 3 월 24 일
1 판 2 쇄 발행 2024 년 4 월 18 일

지은이   사키타 미나
옮긴이   김대환
펴낸이   김대환
펴낸곳   도서출판 잇북

디자인   d.purple

주소   (10908) 경기도 파주시 소리천로 39, 파크뷰테라스
           1325 호
전화   031)948-4284
팩스   031)624-8875
이메일   itbook1@gmail.com
블로그   http://blog.naver.com/ousama99
등록   2008. 2. 26 제 406-2008-000012 호

ISBN 979-11-85370-59-0 13510

* 값은 뒤표지에 있습니다 . 잘못 만든 책은 교환해드립니다 .

KATAKORI BEMPI TARUMI MUKUMI UTSUUTSU WO JIBUN
NO TE DE TOKIHOGUSU! HITORIHOGUSHI written by Mina
Sakita